传世名方
——医治骨伤病的大医之法

主　编　魏睦新　刘　军

副主编　谷远洋　杨能华　刘佳莅　张　毅

编　委　王　亮　张　帆　李向辉

　　　　李　羚　赵燕华　徐　康

　　　　黄正泉　蔡　平

科学技术文献出版社
SCIENTIFIC AND TECHNICAL DOCUMENTATION PRESS

·北京·

图书在版编目（CIP）数据

医治骨伤病的大医之法/魏睦新，刘军主编.—北京：科学技术
文献出版社，2015.6（2022.3重印）
（传世名方）
ISBN 978 - 7 - 5023 - 8728 - 0

Ⅰ.①医…　Ⅱ.①魏…　②刘…　Ⅲ.①骨损伤—验方—汇编
Ⅳ.①R289.5

中国版本图书馆 CIP 数据核字（2014）第 047126 号

传世名方——医治骨伤病的大医之法

策划编辑：薛士滨　　责任编辑：薛士滨　　责任校对：赵　瑷　　责任出版：张志平

出　版　者	科学技术文献出版社
地　　　址	北京市复兴路 15 号　邮编　100038
编　务　部	（010）58882938，58882087（传真）
发　行　部	（010）58882868，58882870（传真）
邮　购　部	（010）58882873
官 方 网 址	www.stdp.com.cn
发　行　者	科学技术文献出版社发行　全国各地新华书店经销
印　刷　者	北京虎彩文化传播有限公司
版　　　次	2015 年 6 月第 1 版　2022 年 3 月第 5 次印刷
开　　　本	710×1000　1/16
字　　　数	275 千
印　　　张	18
书　　　号	ISBN 978 - 7 - 5023 - 8728 - 0
定　　　价	39.80 元

丛书编委会

前 言

进入 21 世纪，现代科学的发展日新月异。与此形成鲜明对照的是有 2000 多年悠久历史的传统中医学，不仅没有被遗忘，反而越来越引起人们关注。不仅国内，美国等发达国家都相继承认了传统医学的合法地位，美其名曰"补充和替代医学"。根本原因在于其临床的有效性。尤其是慢性病的调理，疾病的康复保健方面，中医中药有不可替代的地位。名老中医是中医学特有的智力资源，其在长期的临床实践中提出的学术观点、创建的辨证方法、凝练的高效新方剂和传承的家传绝技更是医学宝库中的璀璨明珠。当代名医名方，作为这种经验传承的载体，为我们继承中医、弘扬中医提供了宝贵的财富。更为中医爱好者和患者朋友研习中医提供了丰富的内容。

作为名医名方整理，目前市场上已经有许多版本问世，有的以医家为纲，汇总单科疾病各家经验；有的以病名为纲，记载各家对某病的论述。毫无疑问，这些对于读者都很有帮助。但是我们觉得：中医的精华在辨证论治，而理、法、方、药是中医的完整体系。法从证出，方从法立，以法统方。在浩如烟海的名医案例面前，如果能够经过作者的努力，以方为纲，把相同相近类方的名家验案汇集在一起，肯定会对读者的临证研习有更大的裨益。在这种思想指导下，本书的名医名方，不拘于一家，博取众家之长，广撷著名医家治疗疾病的绝技妙方，以临床各科疾病西医病名为纲，详细介绍名医诊治经验，名医效验方。编写次序，先述其常，与读者共同温习；再论其变，以方剂为纲，汇集各家经验，并加按语评述，力图揭示其中医治法理论的科学内涵，方剂配伍的客观规律，处方用药的独到精妙，与读者共同赏析名家思想，有助于读者启迪思路、触类旁通，丰富辨证思路，提高临床疗效。本书以浅显易懂的科普式编排，更方便非专业读者的学习、阅读和获取知识信息。

1

将名老中医的学术经验和传世名方挖掘整理、升华提高，其意义重大，刻不容缓。对于中医药工作者来说，振兴中医中药事业，造福全人类，更是一项义不容辞的历史使命。对于热爱中医学的读者来说，本系列丛书从西医学浅显易懂的疾病名入手，具体地分析每个疾病的概要、病因病机、名验方进行叙述。名验方均包含多位名医的验方，使读者阅此一本书，即览众家之长。

对于博大精深的中医文化，变化无穷的传世名方，编著者的理解可能还很肤浅。如果本书对于中医爱好者和患者朋友的疾病康复养生保健能有一点帮助，将是我们最大的荣幸。也恳切地希望读者朋友能给我们提出宝贵意见，以便有机会再版时加以完善。（电子邮箱 weimuxin@njmu.edu.cn）

魏睦新

于石城南京

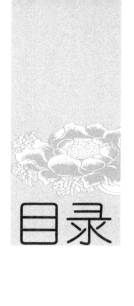

目录

第1章 名医出方，轻松赶走肩周炎

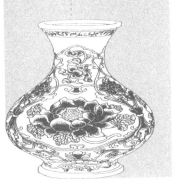

肩周炎即肩关节周围炎，是以肩部逐渐产生疼痛，夜间为甚，逐渐加重，肩关节活动功能受限而且日益加重，至某种程度后逐渐缓解，直至最后完全复原为主要表现的肩关节囊及其周围韧带、肌腱和滑囊的慢性特异性炎症。其病变特点是疼痛、功能受限、压痛广泛。本病的好发年龄在50岁左右，女性发病率略高于男性，多见于体力劳动者。如得不到有效的治疗，有可能严重影响肩关节的功能活动。本病早期肩关节呈阵发性疼痛，常因天气变化及劳累而诱发，以后逐渐发展为持续性疼痛，并逐渐加重，昼轻夜重，肩关节向各个方向的主动和被动活动均受限。肩部受到牵拉时，可引起剧烈疼痛。肩关节可有广泛压痛，并向颈部及肘部放射，还可出现不同程度的三角肌萎缩。

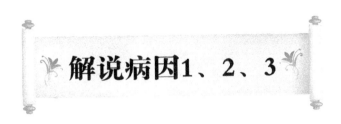

解说病因1、2、3

1. 肝肾精亏，气血不足

体虚肝肾精亏，气血不足则筋失所养，血虚生痛，日久则筋骨衰颓，筋脉拘急而不用，发为本病。

2. 营卫虚弱，风寒湿邪侵袭

营卫虚弱，复因久居湿地，风雨露宿，夜寐露肩当风，以致风寒湿邪客于血脉筋肉，血行不畅而脉络拘急疼痛，寒湿之邪淫溢于筋肉则屈而不能伸，痿而不用而发为本病。

3. 外伤劳损

外伤筋骨或劳累过度，筋脉受损，瘀血内阻，脉络不通，不通则痛，日久筋脉失养，拘急不用，发为本病。

肩周炎的病机，主要在于肝肾亏虚、气血不足、筋肉失于濡养，加之外伤劳损，风寒湿邪侵袭发为本病。病位在肩，与肝肾有关（图1-1）。

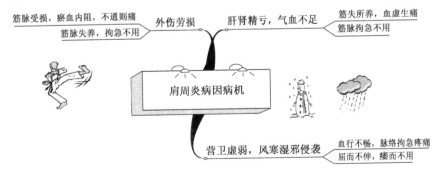

图1-1　肩周炎的病因病机

中医治病，先要辨证

1. 瘀血内阻

肩周肌肉肿胀，痛处固定，日轻夜重，痛如针刺，舌暗紫，舌根静脉怒张。治宜活血消肿，化瘀通痹。方用活络效灵丹加减。

2. 痰瘀互结

患者一般体质肥胖，痛处重着，痛点不显，日轻夜重，活动稍缓，舌淡紫，舌根静脉见青，脉沉细而弦，苔白而滑。治宜消痰化湿，散结通络。方用增损逍遥散合指迷茯苓丸加减。

3. 寒凝经络

患侧疼痛较剧并有抽掣感，局部畏寒，遇寒加重，得热则缓，脉沉紧，苔薄白。治宜散寒止痛，温经通络。方用桂枝加葛根汤合当归四逆汤加减。

4. 气虚血弱

患者素体较弱，疼痛时作时止，劳作后症状加重，或伴有肩臂顽麻，脉细弱，舌淡苔薄白。治宜益气养血，荣筋通络。方用当归鸡血藤汤加减(图1-2)。

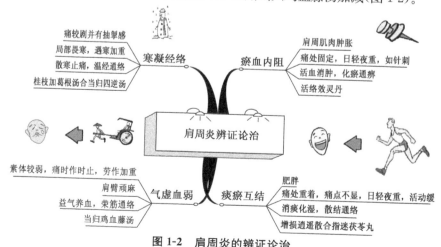

图1-2 肩周炎的辨证论治

肩周炎的大医之法

大医之法一：温经散寒方

 搜索

(1)李传运验方

药物组成：桑枝 10g，川羌活各 10g，当归 12g，白芍 12g，姜黄 13g，白术 10g，甘草 4g，桂尖 10g，白芷 10g，细辛 5g。

功效：温经散寒，祛风除湿，通络止痛。

主治：肩周炎寒湿阻络型。

> [李传运．举臂汤治疗肩周炎 268 例临床观察．黑龙江中医药，1998(2)：39]

(2)阳碧发验方

药物组成：熟地、生姜各 50g，甘草、鹿胶各 15g，白芥子、麻黄根各 20g，肉桂、乳香、没药各 10g，白芍 30g，白花蛇 1 条。

加减：风寒湿偏重加桂枝 40g，瘀滞明显加红花 10g，气血两虚明显加黄芪 30g，党参 15g，肝肾亏损明显加女贞子、枸杞各 20g。

功效：理气化瘀，温经散寒，祛风解痉。

主治：肩周炎阴寒之证。

> [阳碧发．加味阳和汤治疗肩周炎 220 例．陕西中医，1997，18 (10)：444]

(3)刘邦俊验方

药物组成：川乌 10g，草乌 10g，防风 15g，桂枝 15g，白芷 15g，葛根 15g，木瓜 15g，川芎 15g，红花 15g，伸筋草 15g，透骨草 15g，羌活 15g，川椒 15g，骨碎补 15g，川断 15g，芙蓉叶 15g，金果榄 15g，乳香 15g，没药 15g，片姜黄 15g。

用法：以上药物共为粗末，装入事先缝制的棉布袋内，用时放入蒸笼中，蒸煮 30 分钟，取出晾至皮肤能够耐受时，热熨患处。药袋凉后可外加热水袋。每次治疗约 60 分钟，一日 1～2 次。每次治疗结束，将药袋放于通风干燥处，每个药袋可连续使用 3 天，9 天为一疗程。注意施熨时温度要合适，避免烫伤皮肤，熨治后慎避风寒。

功效：散寒舒筋。

主治：肩周炎寒凝筋络型。

[刘邦俊，等．散寒舒筋散熨治肩周炎 160 例．中国民间疗法，1998（2）：12～13]

大医有话说

中医认为中药治疗肩周炎，必须掌握通与补及局部与整体的辨治关系，而阳和汤既通且补，能治疗局部疼痛，又兼顾整体的关系。李传运方用川羌活、桑枝、当归、白芍，姜黄、细辛、白术、白芷、甘草、桂尖。方中川羌活、桂尖、细辛温散寒、祛风；桑枝、白术除湿，当归、白芍、姜黄活血通络，白芷、甘草止痛，诸药配伍，共奏散寒除湿，通络止痛之功。阳碧发方中熟地、白芍大补阴血，鹿胶助地、芍生精补血，配肉桂、炮姜温阳散寒而通血脉。麻黄根、芥子助姜、桂以散寒而化瘀滞，并与熟地、鹿胶相互制约。乳香、没药活血化瘀止痛，改善局部血液循环，白花蛇祛风止痛解痉。白芍能解除粘连，缓解肌肉痉挛，缓急止痛。甘草调和诸药。全方共用，补而不滞，通而不散，养血温阳，宣通血脉，散结化瘀，舒经理气，松解关节肌腱，祛风解痉，从而改善局部血液循环，改善局部组织营养，促使气血畅。刘邦俊方采用熨治，此法是在民间广为流传的一种热疗方法。其取材多为铁砂、粗盐、麸皮等。笔者在临床实践中，运用温经散寒、祛风通络、舒筋活血之散寒舒筋散熨治该病，取得满意疗效。本方法是采用药物作用于局部，借助于热力，使药力直达病所，驱散风寒湿邪，舒筋通络，具有见效快、疗效高、节约药源、价格低廉等特点。

大医之法二：补气血通络方

搜索

(1)聂桂东验方

药物组成：黄芪 30g，桂枝 12g，白芍 15g，当归 15g，天仙藤 30g，制川乌 10g，防风 10g，甘草 6g。

加减：掣痛引肩，加乳香、独活各 10g；剧痛者加蜈蚣 1 条、地龙及白花蛇各 10g；关节拘挛较重，活动恢复迟缓者，加山茱萸、丹参各 15g。

功效：补气血，和营卫，暖肌肉，活血脉。

主治：肩周炎气血虚弱型。

[聂桂东．黄芪桂枝五物汤加减治疗肩痹 64 例疗效观察，湖南中医药导报，2002，8(8)：492]

(2)李正贵验方

药物组成：黄芪 60g，当归 20g，桂枝 12g，白芍 20g，白芥子 12g，威灵仙 12g，蜈蚣(去头足)2 条、穿山甲 10g，炙甘草 10g，防风 12g，羌活 12g。

加减：寒痛者加制川乌、制草乌各 10g；痰湿者加法夏 12g，胆南星 10g；血瘀者加丹参 20g，川芎 12g，三棱 10g；血虚者加何首乌 20g；筋挛者加木瓜 15g；阴虚有热象者去桂枝，加桑枝。

功效：补卫气，通经络，散寒湿。

主治：肩周炎脾胃功能失调型。

[李正贵．天甲黄芪桂枝汤为主治疗肩周炎 52 例．光明中医，2002，17(03)：45～46]

大医有话说

老年者，年老体衰，气血虚弱，腠理疏松，卫阳不固，故风寒之邪乘虚入侵，正如《素问·痹论》云："风寒湿三气杂至合而为痹也。"又《济生方·痹》篇说："皆因体虚，腠理空疏，受风寒湿气成痹也。"风为百病之长，伤于风者，上先受之，肩关节活动甚多，劳损最大，因此最易受邪成痹。寒湿均为阴邪，寒性收敛，湿性黏滞，二者致病，阻遏经络，气血运行不畅，经络失其濡养，故挛痛肢麻,活动受限,阳主煦之,老年人多肾阳不足。肢体失其温煦,故形寒肢冷。两方皆能补养气血,温经通络,但又各有妙用。聂桂东方中重用黄芪,不仅补气固表,且可补脾气而资生血之源。当归养血、祛风,二者合用,大补气血,气血足则邪风自灭,肌表固则邪气难侵。桂枝辛温,力善宣通,散邪气,和营卫,暖肌肉,活血脉,避风寒自解,麻痹自开;白芍苦酸微寒,养血敛阴,与桂枝同用,一散一收,调和营卫,与甘草合用可缓急止痛,与当归合用,能养血和营。防风辛甘微温,祛风散寒,胜湿止痛,得黄芪则寓宣于补,能使痹舒邪化。川乌辛热,走而不守,除风祛湿,散寒止痛,伍白芍则刚柔相济,可令阴活阳和。川乌与桂枝同用,不仅可散寒止痛,且能温肾壮阳。甘草调和诸药,缓急止痛。余观全方效能,补气血,调营卫,温肾壮阳,扶正之功甚大,温经络,祛风湿,散寒止痛,蠲痹之力强,因此用于治疗肩痹甚效。李正贵方中黄芪补气升阳,当归活血补血,桂枝温经通脉,威灵仙、防风、羌活疏风祛邪,穿山甲搜剔络脉瘀滞,甘草缓急止痛,诸药共奏补卫气,通经络,散寒湿之功。

大医之法三:活血止痛方

搜索

(1)杜树生验方

药物组成:威灵仙 30g,防风 20g,川乌 15g,草乌 15g,乳香末 10g,没药末 10g,血竭末 10g,红花 10g,栀子 15g,白芥子 15g,黄丹 250g,香油 600g。

用法:上药除乳香、没药、血竭、黄丹外,其他药用香油浸泡 5～7 天,置铁锅中用火炸枯去渣,滤净炼至滴水成珠后加黄丹搅匀收膏,再加入乳香末、没药末、血竭末。将熬好的膏冷却凝固后浸于冷水中 1 天,拔其火毒,用时烊化,摊于纸上待用。用时将药膏加热后贴患处,每日或隔日 1 次,10 天为一疗程。

功效:活血通络止痛。

主治:肩周炎血瘀型。

[杜树生.追风活血止痛膏贴敷治疗肩凝 56 例.江西中医药,2005,36(9):42]

（2）王大榕验方

药物组成：鹿角胶 10g（烊化、冲），熟地黄 30g，炮姜、肉桂、白芥子各 6g，麻黄、生甘草各 3g，制乳香、制没药各 10g，赤芍、山茱萸各 20g。

功效：温阳散寒，活血化瘀。

主治：肩周炎寒凝血瘀型。

> ［王大榕．阳和活血汤治疗肩周炎 78 例临床观察．中医药信息，2002，19（6）：40］

（3）敖绍勇验方

药物组成：片姜黄 10g，秦艽 15g，川芎 10g，桃仁 10g，红花 10g，甘草 6g，羌活 10g，没药 12g，五灵脂 10g，香附 10g，牛膝 15g，地龙 10g，当归 10g，桂枝 30g，石膏 30g，桑枝 100g。

加减：老年久病虚弱者加黄芪 30g；气血虚者加党参 15g，熟地 10g；关节局部游走剧痛，顽固难治者加蜈蚣 1 条，地龙 10g；经脉阻滞如针刺者加鸡血藤 20g，炮山甲 10g；局部冷痛加剧者去石膏加制川乌、制草乌各 10g；关节拘挛较重，活动迟缓者加山茱萸 10g；湿邪较重者加苍术 10g；内有湿热者去当归、细辛、桂枝，加黄芩、连翘、滑石各 10g；患处由寒转热者加龙胆草 10g；肩部沉重者加独活、威灵仙各 10g；肝肾亏损加茯苓、杜仲各 10g；肌肉萎缩者加枸杞、骨碎补各 10g。

功效：活血化瘀止痛。

主治：肩周炎气滞血瘀型。

> ［敖绍勇．加味身痛逐瘀汤治疗肩周炎 126 例．江西中医药，2006，37（9）：34～35］

大医有话说

五旬之人，气血渐亏，血不养筋，加之长期劳累或肩部露卧受风寒湿邪侵袭，寒凝筋脉，气血凝滞，不通则痛，筋脉肌肉拘急而痛，关节活动不利。故上述三方皆以祛风散寒、活血通络止痛为主。杜树生采用威灵仙、防风、川乌、草乌祛风散寒止痛，乳香、没药、血竭、红花、栀子活血通络、消肿止痛，白芥子善除腠理膜内之痰，对治疗肌膜、筋膜粘连有独到之处。此膏还可用于关节炎、筋骨扭伤、网球肘及颈腰椎骨质增生所致的疼痛。现代医学观点，肩周炎是肩关节囊和肩关节周围组织的慢性无菌性炎症及肩周围软组织粘连所致,其粘连为本,疼痛为标,通过外敷此膏能松解粘连,减轻炎症,缓解甚至消除疼痛。王大榕方是由阳和汤加味组成。方中以温阳填精之鹿角胶,大补阴血的熟地黄为君药;肉桂、炮姜以温阳散寒,佐以化痰散寒的白芥子、麻黄,调和诸药的甘草,另加制乳香、制没药、赤芍活血破瘀,山茱萸养血散寒,共奏温阳散寒,活血化瘀之功。敖绍勇方由身痛逐瘀汤化裁而来,通过辨证,灵活加减,方中秦艽、羌活祛风湿,川芎、桃仁、红花、没药、五灵脂、牛膝活血化瘀是主药,配当归和血,使祛瘀不伤血,香附舒肝理气,甘草协调诸药是辅药。此外加有桂枝、片姜黄温散寒邪;石膏防止燥热太过,多药合用,疗效较好。

第2章 患上网球肘，千万别轻视

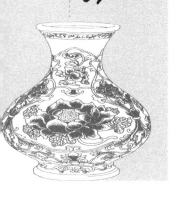

　　网球肘即肱骨外上髁炎，又名肘外侧疼痛综合征，是肱骨外上髁部伸肌总腱处的慢性损伤性肌筋膜炎，以肘关节外侧疼痛，用力握拳及前臂做旋前伸肘动作(如绞毛巾、扫地等)时可加重，局部有多处压痛，而外观无异常为主要临床表现。网球肘是过劳性综合征的典型例子。研究显示，手腕伸展肌，特别是桡侧腕短伸肌，在进行手腕伸直及向桡侧用力时，张力十分大，容易出现肌肉筋骨连接处的部分纤维过度拉伸，形成轻微撕裂。90%的网球肘患者都是因为过度使用肌腱，导致肌腱出现慢性损伤所致。该病与职业有关，多见于需要反复的、用力的，以手、腕活动为职业的，尤其是频繁地旋转前臂者，如网球、羽毛球、高尔夫球运动员，小提琴手、瓦木工人、家庭妇女等。

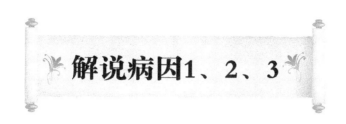

解说病因1、2、3

1. 气血不足

气血不足则筋失所养，血虚生痛，日久则筋骨衰颓，筋脉拘急而不用，发为本病。

2. 外伤劳累

外伤筋骨或劳累过度，筋脉受损，瘀血内阻，脉络不通，不通则痛，日久筋脉失养，拘急不用，发为本病。

3. 禀赋不足

先天禀赋不足，肾主骨生髓，肝肾亏虚，精气不足则骨弱易发本病。

4. 久居湿地

久居湿地，风雨露宿，夜寐露肩当风，以致风寒湿邪客于血脉筋肉，血行不畅而脉络拘急疼痛，寒湿之邪淫溢于筋肉则屈而不能伸，则筋骨失用。

肱骨外上髁炎的病机，主要在于肝肾亏虚，气血不足，筋肉失于濡养，不荣则痛；外伤劳损，气血瘀滞，不通则痛。病位在肘，与肝肾密切相关(图2-1)。

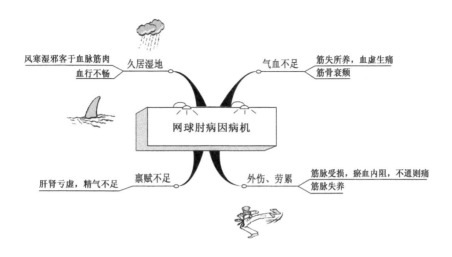

风寒湿邪客于血脉筋肉 久居湿地 气血不足 筋失所养，血虚生痛
血行不畅 筋骨衰颓

网球肘病因病机

肝肾亏虚，精气不足 禀赋不足 外伤、劳累 筋脉受损，瘀血内阻，不通则痛
筋脉失养

图 2-1　网球肘的病因病机

中医治病，先要辨证

1. 肝肾不足

最常见者为肘关节疼痛，筋骨软弱，活动困难。或见肢体麻木，手足拘挛，伴头痛耳鸣，舌质淡，苔薄白，脉细弱。治宜补肝益肾，强筋壮骨，益气补血。方用补肝益肾强筋汤加减。

2. 气血亏虚

肘部反复疼痛，酸软乏力，遇劳则疼痛加剧，休息后疼痛减轻。伴神疲气短，心悸头晕，面色无华，失眠健忘等症；舌淡，苔薄白，脉细弱。治宜补益气血，强筋健骨。方用益气补血健骨汤加减。

3. 气滞血瘀

患者肘部疼痛，痛如针刺，固定不移，屈伸不能，扪之局部僵硬，有时可出现皮肤青紫，舌质紫暗，苔薄黄，边有瘀斑，脉涩。治宜活血化瘀，行气消肿止痛。方用活血化瘀止痛汤加减。

4. 寒湿内侵滞留

患者肘部关节肿痛，疼痛较剧，得温则减，遇寒则加剧，活动迟涩或肢体重着麻木，肢倦恶寒，便溏，小便清长；苔薄白而滑，脉多沉紧。治宜温经散寒，除湿通络。方用麻桂温经汤加减（图2-2）。

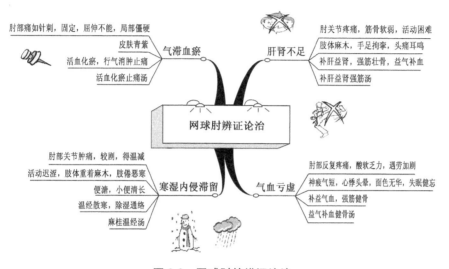

图 2-2　网球肘的辨证论治

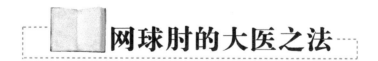

网球肘的大医之法

大医之法一：舒筋活血方

（1）李彦民验方

药物组成：透骨草 30g，伸筋草 15g，桑枝 15g，桂枝 15g，艾叶 15g，花椒 15g，红花 15g，生川乌 9g，生草乌 9g，刘寄奴 15g，牛膝 15g，木瓜 15g。

用法：临床使用时既可外洗又可热敷，但禁内服。

功效:舒筋活络,活血化瘀,祛风散寒。

主治:肱骨外上髁炎筋络痹阻型。

[李彦民.舒筋活络洗剂的临床应用(附 291 例临床报告).陕西中医院学报,1995,18(4):20]

(2)任辉验方

药物组成:三七 50～80g,红花 70～110g,血竭 50～80g,土鳖虫50～80g,骨碎补 50～80g,大黄 50～80g,乳香 50～80g,自然铜 50～80g,没药 50～80g,麻黄 50～80g,当归 50～80g,白芍 50～80g,六神曲 50～80g。

功效:活血化瘀。

主治:肱骨外上髁炎气血瘀滞型。

[任辉,等.活血胶囊治疗肱骨外上髁炎临床分析.中外医疗,2010,29(06):109]

(3)曾天峰验方

药物组成:归尾 15g,赤芍 10g,松节 10g,伸筋草 15g,川芎 10g,羌活10g,桂枝 10g,红花 6g,威灵仙 10g,苏木 10g,甘草 3g,透骨草 15g。

加减:痛甚者加乳香 15g,没药 15g。

用法:上药加水 500ml,文武火煎至 250ml,每日 1 剂,早、晚各 1 次,所剩药渣加水 1000ml,加热至 80℃左右,先熏后洗患处 20 分钟,7 天为 1 个疗程。

功效:舒筋活血。

主治:肱骨外上髁炎血瘀型。

[曾天峰.活血舒筋汤治疗肱骨外上髁炎 32 例.湖南中医药导报,1999,5(9):33]

(4)刘超验方

药物组成:血竭 150g,冰片 2g,乳香、没药、红花各 25g,朱砂、儿茶各 20g。

用法:上药烘干,共研极细末,收贮于瓷瓶中备用。用时取上述药末适量,以酒调成糊状,敷于患处,外贴代温灸膏,每日 1 换,7 天为 1 疗程。

功效:活血化瘀。

主治:肱骨外上髁炎血瘀型。

[刘超.七厘散外敷治疗肱骨外上髁炎48例.中医外科治疗，1999,8(2):18]

大医有话说

在正常状态下,血液流行不止环周不休,一旦机体受到外邪侵袭或情志内伤,则会导致血瘀而不流。《素问·调经论》认为气虚推动无力和气滞产生阻力,均可成为血瘀形成的重要因素。四方均运用通络活血类药物,皆为舒筋活血类方。但四者偏重有所不同。李彦明方为外洗方,其中透骨草、伸筋草、木瓜具有除湿通经活络之功;红花、刘寄奴、牛膝则有活血化瘀止痛的功效;桑枝、桂枝、艾叶、川草乌可祛风散寒除湿。多药并用,相辅相成,共成舒筋活血方。任辉方中当归、红花,均属活血化瘀之品,能抑制血小板聚集,提高纤维蛋白溶解酶活性,降低纤维蛋白稳定因子,防止血栓形成,促进血栓溶解,并能解除血管平滑肌痉挛、扩张血管,促进微循环,增加机体耐缺氧的能力,从而改善血液循环障碍。通则不痛,痛则不通。曾天峰方中归尾、川芎、红花、苏木养血活血行血;威灵仙、松节、透骨草、伸筋草祛风胜湿,舒筋活络;桂枝、羌活调和营卫,祛风胜湿,因方中多为辛温药,故以赤芍苦寒反佐之,并有活血散瘀、行气止痛之效;甘草调和诸药。诸药合用,可使经络通,风湿除,筋肉疼痛自缓。刘超方中,方中血竭甘咸性平,行瘀止痛,为本方君药。红花行血散瘀,乳香、没药行气化瘀止痛,为臣药。儿茶苦涩凉,清热化痰滞为佐药。冰片辛窜开窍,行药力为使药,对于瘀滞作痛,有加速化瘀止痛作用。

大医之法二:祛风通络方

搜索

(1)任跃验方
药物组成:威灵仙30g,桂枝10g,川芎10g,蜈蚣2条。
功效:祛风通络。
主治:肱骨外上髁炎风湿痹痛型。

［任跃．威灵芎桂蜈蚣汤治疗肱骨外上髁炎 32 例．中国中医药科技,2010,17(5):246]

(2)吴鹏强验方

药物组成:生麻黄、生半夏、生南星、白芥子各 160g,生草乌、生川乌、白芷、红花、细辛各 60g,血竭 40g,吴萸 80g,冰片 70g。

功效:祛风除湿,温经止痛。

主治:肱骨外上髁炎经络痹阻型。

［吴鹏强．自拟消痛散治疗网球肘 120 例．浙江中医杂志,1996,31(3):118]

(3)刘景邦验方

药物组成:斑蝥、丁香各等份。

用法:取一块纱布或胶布(约 4cm×4cm),在敷料块中心剪一直径约为 1cm 小孔,粘贴在患侧肱骨外髁处(其压痛点正好裸露于其小孔)。取复方斑蝥散少许(约 1.5g),以 75%乙醇将其药末调成糊状,将药糊外敷于患者肱骨外髁的纱布小孔内,然后再以纱布块敷盖其上,用胶布将其固定,4～6 小时去除。敷药后局部有灼热感,甚至皮肤上出现微黄色透明小水泡,一般无需特殊处理。如果患肘处水泡明显时,可将水泡中渗出液抽吸,清洁换药或外涂甲紫亦可。

功效:祛风止痛。

主治:肱骨外上髁炎经络痹阻型。

［刘景邦．复方斑蝥散外敷治疗肱骨外髁炎 161 例小结．甘肃中医,2000,13(05):36]

大医有话说

肱骨外上髁炎是肱骨外上髁部诸伸肌共同附着点的慢性损伤性肌筋膜炎,属于中医"痹证"、"伤筋"、"肘痛"范畴。乃由劳损引起局部经络筋脉痹阻,气血流行不畅,组织粘连,日久而成无菌性炎症。任跃方中威灵仙辛散温通,祛风通络之中尤善止痛,既是风湿痹痛之良药,又为治跌打伤痛之妙品。辅以桂枝、川芎活血通络;蜈蚣搜风通络引药直达病所,结合内服外用,其效更佳。实验表明威灵芎桂蜈蚣汤治疗肱骨外上髁炎疗效与西药对照组相当,且无西药的毒副作用,安全可靠,值得推广应用。吴鹏强方,药取麻黄之辛散发越,配川草乌、细辛以祛风除湿、温经止痛;生半夏、生南星祛风止痛,消肿散结;白芷、冰片辛香穿透,清肿活血,透利关节,缓解诸药对皮肤的不良反应。红花、桂枝温通经脉,血竭、吴萸祛瘀散浊,共奏活血祛瘀,祛风散结,散寒除湿,消肿止痛之功。现代药理研究证明,上述药物大多具有刺激皮肤,镇痛镇静,抑制炎症,促进血液循环,消除组织水肿,分解粘连以及增加局部组织营养等作用,用治本病,属对证合拍,故而获效甚佳。该药具有祛风寒,通经络,活血散瘀的功效。中医认为"不通则痛,通则不痛",经过外敷刘景邦方可使患者气血通畅,经脉通达,故痛止。

大医之法三:温经散寒方

搜索

(1)许钜材验方

药物组成:官桂、附片各500g,细辛60g,生南星150g,羌活、防风各500g,海风藤1000g,蛇床子、花椒各100g,生川草乌(各)150g,莪术、三棱各300g,归尾500g,蟾蜍0.5g,冰片、樟脑各5g,马钱子3g。

用法:将上药共研为末,过100目筛后分装于小纱布袋中,每袋约20克。外敷于患处。

功效:散寒通络止痛。

主治:肱骨外上髁炎寒痹型。

[曹飞,等.湿热敷许氏温经散治疗肱骨外上髁炎120例.江苏中医,1993,14(12):20]

(2)潘文泽验方

药物组成:龙骨、红花、防风、白芷、升麻、炮马钱子各75g,当归、羌活、石菖蒲、血竭子各45g,乳香、没药、土鳖、川芎各100g,胆星50g,细辛、冰片各30g,一枝蒿15g。

用法:上方各药量可据需要按比例增减。将诸药置烘箱中65℃低温干燥6小时后研成细末、混匀。用时每次取药末30g,加入适量的蜂乳,和白酒(50℃)调成糊状,均匀摊在纱布上,敷贴于患处。隔日换药1次,治疗期间嘱患者休息患肢。

功效:温经散寒,活血止痛。

主治:肱骨外上髁炎痰湿痹阻型。

> [潘文泽,等.消肿散外敷治疗肱骨外上髁炎体会.黔南民族医专学报,1996,9(2):45～46]

(3)徐纪度验方

药物组成:川草乌、生南星、生半夏、马钱子。

用法:上方共研细末,装瓶备用,用时加蜂蜜调匀,用定制模型压成一元硬币大小饼状,以痛为腧,先在患处由轻至重按摩5分钟,在表层加少许研细的冰片,再用追风膏十字形封贴,每3天换药1次,3次为一疗程,在换药前重复按摩5分钟。一般性疼痛在一疗程后见效,重者2个疗程即可痊愈,治疗期间嘱患者注意休息,忌用患肢提重物、用力牵拉等。

功效:温经散寒,活血止痛。

主治:肱骨外上髁炎风寒痹阻型。

> [徐纪度.自拟五虎膏治疗肱骨外上髁炎50例.中医外治杂志,1998,7(1):11～12]

大医有话说

肱骨外上髁炎多因长期劳累,伸腕肌起点反复受到牵拉刺激,引起部分撕裂和慢性炎症或局部滑膜增厚、滑囊炎等变化,此即中医之筋膜劳损、肌结筋粘、风寒湿邪痹阻、经行不畅,血不养筋之证。故治宜温经通络,佐祛风除湿,活血止痛之法。清·吴师机说:"外治之理即内治之理,外治之药即内治之药,所异者法耳。"许氏遵此则,制方君臣佐使,配伍严谨。许氏温经散中择官桂、附片、细辛、南星辛热温通为君;羌活、防风、海风藤、蛇床子、花椒、生川草乌、马钱子具祛风散寒、除湿止痛之功为臣;佐以活血通经之三棱、莪术、归尾等品,配以冰片制诸药辛热之性,更取其辛散之特点;并樟脑挥发温散,直透肌肤,引药直取病所,视为使药。综观全方以温通见著,取意于"得温则行,遇寒则凝,通则不痛"之旨意,此正合此患之机。对于局部病变,外敷药物有直达病所之功效。将温经散用醋浸湿,一是酸醋本有缓急止痛之效,亦因药散渍于醋中有效成分更易为皮肤吸收,局部加热使局部血流加速，药液顺汗孔进入，更易被吸收。此为提高药效的有效方法。临床发现干敷温经散疗效较此大为逊色。潘文泽方中当归、川芎、红花、乳香、没药具理气活血止痛之功，防风、白芷、石菖蒲、羌活、胆星等具祛风除湿，化痰通络之能，马钱子、细辛、血竭、土鳖、一枝蒿有温经散寒，活血止痛之力，诸药配伍具行气活血，祛风除湿，化痰通络，行痹止痛之功效，正中病机，使疾病痊愈。徐纪度方应用川、草乌祛寒止痛，活血温经，缓解疼痛；生半夏、生南星消肿散结、祛风除痹；马钱子散血消肿生肌，治肌肉松弛无力；蜂蜜和诸药，解毒，滋润肌肤；冰片清热止痛；加上追风膏本身可治关节疼痛。诸药合用，故可取得治愈快捷的效果。

第3章 腕部扭挫伤，舒筋活血是关键

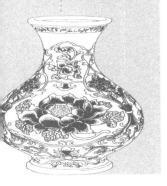

腕部扭挫伤是指外力作用造成的腕关节部的韧带、筋膜等筋伤。腕部扭挫伤属于中医的"腕部伤筋"范畴。《诸病源候论》曰："腕关节损伤，皆是卒然致损，故气血隔绝，不能周荣……按摩导引，令其血气复也。"腕关节活动范围大，而且活动频繁，故极易发生扭挫伤。临床上可分为急性和慢性两大类，急性损伤有典型的外伤史，腕部肿胀疼痛，功能活动受限，活动时疼痛加剧。慢性劳损者有劳损史，腕关节疼痛不甚，无明显肿胀，做较大幅度活动时，伤处可有疼痛感，腕部常有"乏力"和"不灵活"感。在临床上，腕关节扭挫伤常常为周围软组织损伤合并骨折，应予鉴别。

解说病因1、2、3

外力损伤

本病多因跌、扑、压、轧、扭等外力作用于手腕部，伤及筋脉，致脉络破损，血溢脉外，气血运行受阻，瘀血聚积皮下筋膜、肌腠之间，而形成局部肿胀，疼痛等(图3-1)。

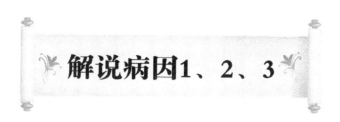

跌、扑、压、轧、扭作用于手腕　　　脉络破损，血溢脉外，气血运行受阻

腕部扭挫伤病因病机

瘀血聚积皮下筋膜、肌腠间，形成局部肿胀，疼痛

图3-1　腕部扭挫伤的病因病机

中医治病，先要辨证

瘀血阻络

有外伤史或长期劳作史，手腕部钝痛或酸胀感，肿胀伴活动不利，多为慢性间歇性，用力劳作后加剧，休息治疗后疼痛减轻，重则出现手部麻木感。舌质黯有瘀血点，苔薄白，脉沉无力。初期治以行气活血为主，可外敷活血消肿散，后期治以活血化瘀为主，外敷活血舒筋膏，内服补筋丸(图3-2)。

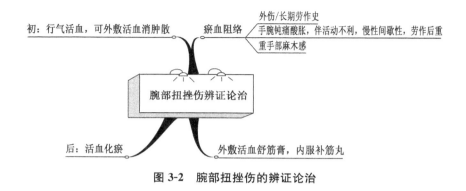

初：行气活血，可外敷活血消肿散　瘀血阻络　外伤/长期劳作史
手腕钝痛酸胀，伴活动不利，慢性间歇性，劳作后重
重手部麻木感

腕部扭挫伤辨证论治

后：活血化瘀　外敷活血舒筋膏，内服补筋丸

图 3-2　腕部扭挫伤的辨证论治

腕部扭挫伤的大医之法

大医之法：活血舒筋方

搜索

(1)活血消肿散

药物组成：大黄 250g，栀子 200g，黄柏皮 200g，红花 50g，血竭 200g，侧柏叶 250g，白芷 200g，蒲公英 100g，赤芍 200g，香附 100g，乳香 50g，没药 50g，泽兰 100g，延胡索 100g，细辛 10g，薄荷 50g。

用法：将上述药物烘干，研成细粉，混匀装袋备用。根据损伤范围大小，取药粉适量用醋和冷水调成糊状，涂于大小适当的纱布上，厚度约 0.5cm，敷于患处再用绷带包扎 3～4 层固定，每天换药 1 次。1 周为一疗程。

功效：活血行气，消肿止痛。

主治：腕部扭挫伤初期。

[刘日格．活血消肿散治疗急性软组织损伤 250 例．实用中医药杂志，2007，23（4）：241]

(2)活血舒筋膏

药物组成：当归 60g，生地、大黄各 120g，羌活 90g，白芷、赤芍、独活、乳香、没药、木瓜各60g,血竭40g,冰片5g。

用法:用以上诸药(除血竭、冰片外)粉碎,过120目筛,血竭、冰片单研,过120目筛,混匀,用蜂蜜调成糊状,涂于纱布上,敷于患处,更换1次/3～5天。

功效:活血化瘀,舒筋止痛。

主治:腕部扭挫伤后期。

[李祥运．活血舒筋膏治疗腕部扭伤36例．时珍国医国药,2001,12(2):151]

大医有话说

腕部扭挫伤属于祖国医学"伤筋"范畴。根据中医理论"不通则痛,气血瘀滞也,通则不痛,气血调和也"。局部络脉损伤,血溢脉外形成血肿或局部血瘀气滞,气机不畅,气血流通受阻,运化失常,水湿停留于肢体局部而引起肿胀。刘日格验方中大黄、血竭、红花活血止痛,泽兰、乳香、没药、白芷活血止痛消肿,栀子、黄柏皮、侧柏叶、蒲公英、赤芍清热凉血泻火,香附、延胡索行气止痛,细辛散寒止痛。薄荷中薄荷醇具有良好的透皮促渗作用,能使药物尽快到达病所发挥作用,全方止血而不留瘀,活血而不伤血,并具有较好的消肿止痛作用,故有很好的疗效。李祥运验方中当归、赤芍、乳香、没药、血竭活血化瘀;大黄祛瘀生新;当归、生地养血滋阴,祛瘀不伤正;羌活、独活祛风除湿,通络止痛;木瓜舒筋通络止痛。诸药合用,共奏活血化瘀,舒筋散结,消肿止痛之效。局部用药可使药物渗透直达病所,改善局部血液循环,促进关节功能的恢复,作用快,效果好。

第4章 让中医会会腕管综合征

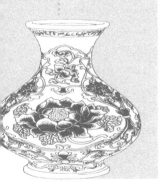

腕管综合征是因腕管内容积减少或压力增高，使正中神经在腕管中受压，导致以桡侧3或4个手指麻木、疼痛，夜间或清晨明显为特征的疾患。疼痛有时放射至肘部，甩手、按摩、挤压手及腕部可使症状减轻。有时拇指外展无力，动作不灵活。

本病以中年患者居多，女性多见。键盘、特别是鼠标是我们最常见的"腕管杀手"。随着开车族的日渐增多，方向盘也成为一大"腕管杀手"。其他频繁使用双手的职业，如音乐家、教师、编辑记者、建筑设计师、装配工等，都有可能遭遇腕管综合征的"毒手"。另外，Coles骨折畸形愈合、月骨前脱位、感染或外伤致软组织水肿，腕横韧带增厚、腱鞘囊肿、脂肪瘤、黄色瘤，一些全身性疾病如肥胖病、糖尿病、甲状腺功能紊乱、风湿性关节炎、淀粉样变性或Reynaud病有时可合并腕管综合征。

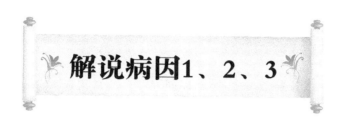

解说病因1、2、3

1. 日久劳作,不慎跌挫

劳累或外伤致筋骨脉络,瘀血阻络,脉络不通,气血运行受阻,津液不布,肌腠筋骨失养。

2. 正气不足,寒湿淫筋,风邪袭肌

素体虚弱,正气不足,腠理不密,卫外不固,加之腕部感受风、寒、湿、热之邪,经络阻滞,气血运行不畅,而为痹(图 4-1)。

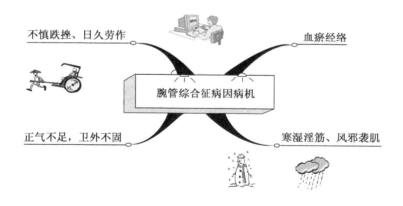

图 4-1 腕管综合征的病因病机

中医治病，先要辨证

1. 瘀血阻络

有外伤史或长期劳作史，手腕疼痛、麻木，渐知觉失常，活动不利，不能持重，甚则痛连肘部。胸闷不舒，夜间腕指部烧灼感，甚至痛醒。舌质黯淡有瘀血点，苔薄白，脉沉无力。治宜活血化瘀，通络止痛。方用桃红四物汤加减。

2. 气虚血弱

患者素体较弱，正气不足，手腕部酸胀为主，手指麻木，不能伸展持重物，感受风、寒、湿、热之邪后症状尤重。舌淡，苔薄白乏津，脉细弱。治宜补益气血，祛瘀通络。方用补阳还五汤加减（图4-2）。

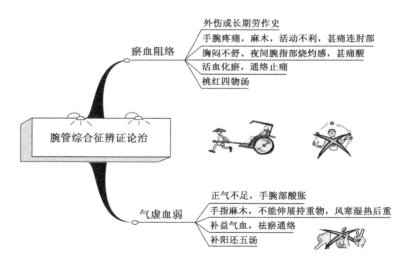

瘀血阻络
外伤或长期劳作史
手腕疼痛，麻木，活动不利，甚痛连肘部
胸闷不舒。夜间腕指部烧灼感，甚痛醒
活血化瘀，通络止痛
桃红四物汤

腕管综合征辨证论治

气虚血弱
正气不足，手腕部酸胀
手指麻木，不能伸展持重物，风寒湿热后重
补益气血，祛瘀通络
补阳还五汤

图 4-2　腕管综合征的辨证论治

腕管综合征的大医之法

大医之法一:活血化瘀方

 搜索

骆洪峰验方

药物组成:以桃红四物汤为主,药用桂枝 10g,桃仁 10g,红花 10g,三七 10g,防风 10g,川芎 10g,赤芍 10g,土鳖虫 10g,桑枝 15g,羌活 15g,伸筋草 30g,透骨草 30g,血竭(研粉冲服)1.5g。

用法:煎煮后分 2 次温服,每日 1 剂。药渣再煎 30 分钟,熏洗患处,每日 2 次,每次 30~40 分钟。

功效:活血祛瘀,通络止痛。

主治:腕管综合征瘀血阻络型。

[骆洪峰. 内外合治腕管综合征. 辽宁中医药大学学报,2009,11 (10):134]

大医有话说

骆洪峰以桃红四物汤为主方,审因论治,随症加减,用红花散身无定处之瘀血,桃仁祛局部之瘀血,配用赤芍、土鳖虫、血竭、三七增强活血疗伤,散瘀通络,消肿定痛之效。久病则气血运行不畅,营卫不调,用川芎调和气血、养血;用桑枝、羌活、伸筋草、透骨草温经止痛,助阳化气,透达营卫,解肌祛风散邪,舒筋活络,促进血液运行。故诸药合之,使正气足,血行畅,脉络通,邪祛功能恢复正常。

大医之法二：补益气血方

搜索

刘金杰验方

药物组成：以补阳还五汤为主，药用黄芪 150g，当归 25g，川芎 15g，赤芍 20g，地龙 15g，桃仁 15g，红花 15g。

用法：上述中药用纱布袋包好，煎药取汁大约 500ml，置于 1 个干净洗手盆内，放置室温。把患侧手腕洗净，放到温药水中，并把药袋放在患腕处，熏洗 30 分钟。每日 2 次，7 天为 1 个疗程，1 疗程换药 2 次。熏洗治疗期间让患者自己局部按揉。

功效：补益气血，祛瘀通络。

主治：腕管综合征气虚血瘀型。

> ［刘金杰．补阳还五汤熏洗加封闭治疗腕管综合征临床观察．中医药信息，2008，25（4）：38］

大医有话说

腕管综合征属中医学"痹证"范畴。本病的发生系腕部感受风、寒、湿、热之邪所致。素体虚弱，正气不足，腠理不密，卫外不固是引起该病的内在因素。腕部在感受外邪之后，经络阻滞，气血运行不畅，"因虚致瘀"而为痹。采用补阳还五汤熏洗治疗，方中重用黄芪大补元气，使气旺，祛瘀而不伤正。当归、川芎、桃仁、红花、活血祛瘀，地龙通经活络。全方使气血和、经络通，而痹症除。采用熏洗的方法治疗，用药方便，药能直达病所。

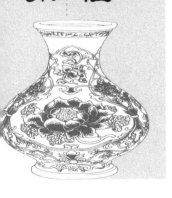

第5章 被桡骨茎突狭窄性腱鞘炎盯上怎么办

　　桡骨茎突狭窄性腱鞘炎又称拇长展肌、拇短伸肌狭窄性腱鞘炎。因拇长展肌、拇短伸肌起自桡骨背侧中部及骨间膜，共同通过桡骨茎突狭窄，分别止于第1掌骨基底和第1指骨底。桡骨茎突部位的肌腱在腱鞘内较长时间的过度摩擦或反复损伤后，滑膜呈现水肿、渗出增加，引起腱鞘管壁增厚、粘连或狭窄，称为桡骨茎突狭窄性腱鞘炎。其临床表现主要为桡骨茎突部隆起、疼痛，腕和拇指活动时疼痛加重，局部压痛。本病多见于中年以上，女多于男（约6∶1），好发于家庭妇女和手工操作者（如纺织工人、木工和抄写员等），哺乳期及更年期妇女更易患本病，起病缓慢，逐渐加重。

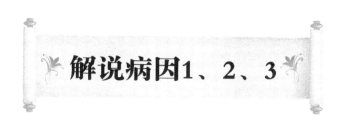

解说病因1、2、3

本病多因腕部长期过度运动或短期内活动加剧,以及寒冷刺激,用力不当,伤及筋脉,致经络受阻,气滞血瘀,经脉阻滞不通所致。本病病机为因劳损致气血凝滞,复感寒邪,寒邪凝滞主痛,易使气血凝结阻滞,经络闭塞不通,不通则痛(图5-1)。

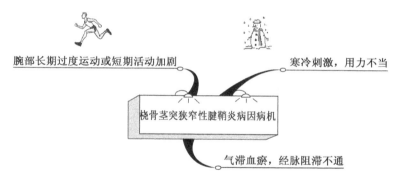

图5-1 桡骨茎突狭窄性腱鞘炎的病因病机

中医治病，先要辨证

瘀血阻络

有长期劳作病史,手腕桡侧部肿痛,活动不利,不能提物,有时疼痛可放射至手肘部,活动腕、拇指疼痛加重,遇寒冷则疼痛加重,严重时产生扳机样动作及弹响。舌质黯有瘀血点,苔薄白,脉沉无力。治疗以调养气血,舒筋活络为主,可用桂枝汤加当归、首乌、威灵仙等(图5-2)。

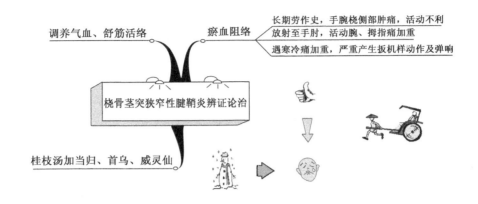

图 5-2　桡骨茎突狭窄性腱鞘炎的辨证论治

桡骨茎突狭窄性腱鞘炎的大医之法

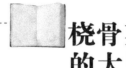

大医之法：舒筋活络方

（1）回阳散

药物组成：草乌 90g，干姜 90g，赤芍 30g，白芷 30g，南星 30g，肉桂 15g。

用法：上药研为细末后，每次取药粉 20g，用热醋调成稀糊状，敷于患处，外包纱布，每晚睡前用，次日清晨去除。14 天为一疗程。

功效：温经散寒，通络止痛。

主治：桡骨茎突狭窄性腱鞘炎寒凝血瘀型。

[盖小刚．回阳散治疗桡骨茎突狭窄性腱鞘炎 36 例．中医外治杂志，2002，11（3）：43]

（2）疏痛散

药物组成：黄柏 30g,大黄 30g,肿节风 30g,路路通 30g,没药 20g,细辛 10g,乳香 30g,王不留行 30g,白芷 20g,麝香 2g,独活 20g,羌活 20g,草乌 20g,川乌 20g。

用法：将疏痛散中诸药研磨成粉末状物质,拌匀,加入少量凡士林,用温开水调匀,根据肿痛部位大小,将其均匀涂抹在纱布上,敷于患处,再用绷带包扎固定,3 天换药 1 次,5 次为一疗程。

功效：散寒除湿,通络止痛。

主治：桡骨茎突狭窄性腱鞘炎寒邪偏盛型。

[谭花云．疏痛散外敷治疗桡骨茎突狭窄性腱鞘炎 45 例疗效观察．中医药导报,2010,16(7):55]

（3）复方苦酒膏

药物组成：①白面粉 100g,薏苡仁 100g,桑白皮 25g,地榆 40g,自然铜（煅）20g；②鸡血藤 20g,五加皮 5g,生草乌 20g,肉桂 5g,透骨草 10g,海桐皮 20g,独活 20g,黄柏 10g,醋 2000g。

用法：将处方②各药酌予粉碎,用醋浸泡 7 日,过滤,滤液备用；将处方①各药（除白面粉）混合粉碎成细粉,过 100 目筛,与白面粉混匀备用。取上述滤液 700g 加热至沸,另用滤液 400g 将处方①细粉调成糊状,随即将糊状液倾于沸腾的滤液中,不断搅拌,至全部成糊化膏状时停火即成复方苦酒膏,放凉备用。使用时,将上述复方苦酒膏均匀抹在棉纱布上外敷于患处,用弹力网状绷带外部固定,每日换药 1 次。

功效：祛风除湿,活血祛瘀,消肿止痛。

主治：桡骨茎突狭窄性腱鞘炎湿邪偏盛型。

[孟凡珍,等．复方苦酒膏外敷治疗软组织损伤和腱鞘炎 100 例．四川中医,2006,24(8):80]

大医有话说

回阳散为温热之品,温经散寒、通络止痛。方中草乌温经通脉,散寒止痛,祛风除湿,为本方的君药；佐以干姜、肉桂,增强温经通脉,散寒止痛之效,白芷、南星具有祛风散寒,散结消肿之功,五药相伍,共奏温经通脉,通络止痛,散结消肿之功。以上诸药过于辛燥,加以赤芍,赤芍有祛瘀清热作用,既可活血化瘀止痛,又可清热凉血,防止本方过于燥热。本散加醋外敷,醋性酸,有活血之功效。诸品合用,促进气血运行,通则不痛,故症状、体征自消,故本法较易推广使用。

第6章 名方对话梨状肌综合征

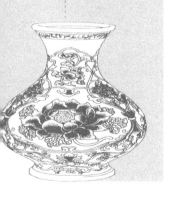

梨状肌综合征是指由于梨状肌损伤而压迫坐骨神经所引起的一侧臀腿疼痛为主的病症。梨状肌综合征属于祖国医学"痹证"范畴，由于气机损伤，气血痹阻不通，久则血停为瘀，阻于经络深入关节筋脉，因此治疗上主张"按其经络，以通郁闭之气，摩其壅聚，以散瘀结之肿"（《医宗金鉴》）。

梨状肌是臀部的深部肌肉，从骶椎前面开始，穿出坐骨大孔，而将其分成梨状肌上孔与下孔，止于股骨大转子。梨状肌主要是协同其他肌肉完成大的外旋动作。坐骨神经走行恰好经梨状肌下孔穿出骨盆到臀部。可见梨状肌和坐骨神经的解剖关系非常密切，梨状肌若受损伤或梨状肌与坐骨神经解剖发生变异就可能使坐骨神经受到挤压而发生各种症状。

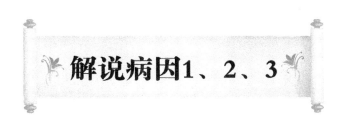

解说病因1、2、3

1. 劳累闪挫，风寒侵袭

由于劳累闪挫、风寒侵袭、跌扑扭伤而致经络受损，局部气血瘀滞。

2. 风寒湿邪，流注经络

风寒湿邪侵袭患处，流注经络而致气血痹阻，不通则痛而发病。

3. 先天不足，久病体虚

先天不足或久病体虚，气血亏虚，经络不通，发为本病（图6-1）。

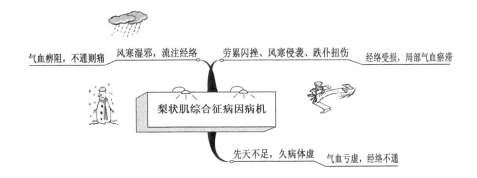

图6-1 梨状肌综合征的病因病机

中医治病，先要辨证

1. 风寒湿痹

臀部及下肢酸胀，疼痛、拘急、屈伸不利，行走不便。风气盛疼痛可呈游走性并有明显拘紧感；湿气盛则酸困重着，麻木不仁；寒气盛则疼痛剧烈，遇冷更甚，得温则舒。舌质淡，苔薄白，脉弦紧和浮紧。基本治则为祛风散寒，除湿通痹，常用蠲痹汤、乌头汤、羌活胜湿汤加减内服，中成药可用小活络丹等。外用熨风散热敷。

2. 湿热阻络

臀部及下肢痛不可近，烧灼难忍，遇热而重，得冷则缓，常有出汗、恶心、口干渴、烦闷躁动。舌红苔黄，脉弦数。基本治法为清热祛湿，除风通络，常用宣痹汤、清痹汤合四妙散或二妙散加减内服，中成药可用加味二妙丸合筋骨痛消丸。

3. 气滞血瘀

臀部疼痛剧烈，固定不移，拒按压，痛如针刺刀割，入夜尤甚，肌肉坚硬，肢体拘挛，活动不便。舌质暗红和有瘀斑，苔薄白，脉弦涩。基本治法为活血化瘀，通络止痛，可用身痛逐瘀汤、舒筋活血汤等加减内服，中成药可用筋骨痛消丸。

4. 气血亏虚

久病未治，疼痛不愈，酸困隐隐，屈伸不利，行走困难，肌肉瘦削，皮肤感觉迟钝和麻木不仁，身倦乏力，语怯懒言。舌质淡，苔薄白，脉细弱无力。基本治法为补气养血，舒筋通络，常用养血荣筋丸、当归鸡血藤汤等加减内服，中成药可服大活络丸(图6-2)。

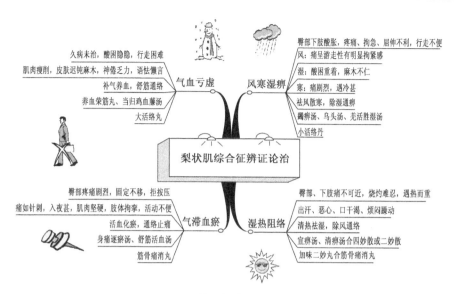

久病未治，酸困隐隐，行走困难

肌肉瘦削，皮肤迟钝麻木，神倦乏力，语怯懒言

补气养血，舒筋通络

养血荣筋丸、当归鸡血藤汤

大活络丸

气血亏虚

风寒湿痹

臀部下肢酸胀，疼痛、拘急、屈伸不利，行走不便

风：痛呈游走性有明显拘紧感

湿：酸困重着，麻木不仁

寒：痛剧烈，遇冷甚

祛风散寒，除湿通痹

蠲痹汤、乌头汤、羌活胜湿汤

小活络丹

梨状肌综合征辨证论治

臀部疼痛剧烈，固定不移，拒按

痛如针刺，入夜甚，肌肉坚硬，肢体拘挛，活动不便

活血化瘀，通络止痛

身痛逐瘀汤、舒筋活络汤

筋骨痛消丸

气滞血瘀

湿热阻络

臀部、下肢痛不可近，烧灼难忍，遇热而重

出汗、恶心、口干渴、烦闷躁动

清热祛湿，除风通络

宣痹汤、清痹汤合四妙散或二妙散

加味二妙丸合筋骨痛消丸

图 6-2　梨状肌综合征的辨证论治

梨状肌综合征的大医之法

大医之法一：散寒舒筋方

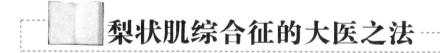
搜索

（1）高天硕验方

药物组成：生马前子、透骨草、伸筋草、穿山甲、汉防己、乳香、没药、王不留行、细辛、五加皮、豨莶草、独活、生草乌、五倍子、肉桂、枳实、牛蒡子、姜黄各 10g，地龙、当归、生大黄、泽兰叶、川芎、威灵仙、丝瓜络、防风、木瓜、桂枝、僵蚕、白芷各 15g，甘遂 30g，香油 2000g，樟丹 1000g。

用法：以上诸药配齐后，除乳香、没药研成细末单放，将其余 30 种药物放入盛有 2000g 香油的锅中，文火煎炸，并不断搅拌，直至将药物炸至表面呈深褐色时，过滤去渣，继续煎熬药油，至滴水成珠时，缓下樟丹 1000g，注意同时不停地向一个方向搅拌,待白烟冒尽时,将乳香、没药的细末放入搅匀,后取出少量滴入凉水中,数秒钟取出,以膏不粘手为度。然后将膏药徐徐倒入冷水中,不断搅动,使成带状,去其火毒,凝结后反复捏压制成团块,浸于冷水中,至少 24 小时以后,取膏药团块置适宜的容器中加盖以备用。取制成的舒筋止痛膏适量,摊涂于牛皮纸上,厚度 2～3mm 为宜,直径约 10cm 左右,贴敷于隆起的条索状梨状肌上,条索状不明显者,以臀部压痛点最敏感处为中心贴敷。每贴使用 7 天,连续应用 2 帖为一疗程。

功效:活血化瘀,舒筋通络,祛风除湿,消肿止痛。

主治:梨状肌综合征风寒湿痹型。

[高天硕.舒筋止痛膏治疗梨状肌综合征 128 例.中医外治杂志,1997,6(3):44]

(2)戴红革验方

药物组成:防风 15g,羌活 15g,萆薢 15g,川芎 10g,乳香 10g,狗脊 15g,续断 15g。

用法:煎煮后分 2 次温服,每日 1 剂。配合针刺,选穴:环跳、悬钟、丘墟、委中、阳泉、风市。进针得气后采用电针刺激,留针 20～30 分钟。

功效:祛风散寒,舒筋活络,活血化瘀。

主治:梨状肌综合征风寒湿痹型。

[戴红革.中医治疗梨状肌综合征 66 例.吉林中医药,2005,25(11):41]

大医有话说

中医认为梨状肌综合征属于"痹证"范畴,风寒湿邪在人体正气不足的情况下可侵袭人体,导致机体气血流通缓慢,甚至阻滞不通,不通则痛。高天硕认为当急性损伤者以活血止痛为主,迁延日久者当舒筋通络止痛为主,兼以祛风除湿,该膏药选药得当,缓急兼顾,既能活血化瘀止痛,又能舒筋通络,兼以祛风除湿消肿,不论是新伤还是痼疾,均能除之。另外,该膏药易于粘贴,不易脱落,其有效成分由表及里,逐渐渗透吸收,直达病所而发挥作用,从而使充血得以消除,水肿得以吸收,痉挛得以缓解,使损伤肥厚的梨状肌恢复正常,解除了对坐骨神经的刺激或压迫,从而使病痛得以康复。戴红草方针对此病机,选取疏风散寒祛湿、活血温经通络之品,加以针刺疏通足太阳、足少阳经之经气。方中防风、羌活、草薢可祛风散寒除湿,川芎、乳香活血通络,狗脊、川断补肾壮骨。针刺选取环跳、悬钟、丘墟、委中等穴,进针得气后,采用电针刺激,可激发经络气血的流通。针药并用,可起到除痹通络止痛的作用,故对梨状肌综合征有显著的疗效。

大医之法二:清热通络方

搜索

许丽玲验方

药物组成:以龙胆泻肝汤为主,药用龙胆草 10g,木通 6g,泽泻 15g,生地 15g,车前子 10g,当归 6g,黄芩 10g,炒山楂 12g,丹参 10g,乳香、没药各 10g。

用法:煎煮后分 2 次温服,每日 1 剂。药渣加食用醋加热敷痛处,可多次重复使用。

功效:清热除湿,疏通经络。

主治:梨状肌综合征湿热阻络型。

[许丽玲.中医中药治疗梨状肌综合征 85 例报告.四川中医,2006,24(3):89]

大医有话说

许丽玲方针对患有梨状肌综合征的病人多年轻体盛,外伤后瘀血内阻,久则化生湿热,湿热除,经脉自然和畅;结合乳香、没药行气活血,气行则血行,通则不痛。药渣加醋外敷可理气散结,活血化瘀,消肿止痛,加强疗效。

大医之法三:活血化瘀方

搜索

(1)桃红四物汤加减方

药物组成:以桃红四物汤为主,药用桃仁、红花、赤芍、生地、熟地、当归、丹皮、川芎、木香、延胡索、川楝子、香附、乳香、没药、丹参等。

加减:偏于寒湿者加附片、木瓜、防己;偏于湿热者加黄柏、知母;肝肾亏虚者加桑寄生、杜仲、狗脊、续断。

用法:煎煮后分 2 次温服,每日 1 剂,1 周为一疗程。

功效:活血化瘀,理气止痛。

主治:梨状肌综合征气滞血瘀型。

> [侯海林．桃红四物汤加减治疗梨状肌综合征 55 例观察．甘肃中医,2002,15(4):42]

(2)石氏逐痰通络汤

药物组成:牛蒡子 9g,僵蚕 9g,白芥子 9g,炙地龙 9g,泽漆 9g,制南星 9g,金雀根 9g,全当归 9g,丹参 12g,川牛膝 12g,生甘草 6g。

用法:煎煮后分 2 次温服,每日 1 剂,10 天为一疗程。

功效:逐痰利水,活血通络。

主治:梨状肌综合征痰瘀阻滞型。

> [梅立鹤．梨状肌综合征的中医治疗．甘肃中医学院学报,2010,27(2):41]

大医有话说

　　侯海林认为梨状肌综合征多由气血凝滞所致。根据这一病机,治疗宜活血化瘀,理气止痛。方用桃红四物汤加减。方中桃仁、红花、川芎、丹参活血化瘀;生地、丹皮、赤芍清热凉血;熟地、当归补血活血;木香、香附、延胡索、川楝子、乳香、没药行气祛瘀止痛。诸药合用,共奏活血祛瘀,理气止痛之功效。临床上再配合局部封闭促进水肿吸收,消炎止痛。石氏理论认为风寒湿三邪外侵入络必使气机受阻,气机阻滞,则血运失畅,津液输布不利,血瘀痰阻。外伤血瘀亦可使气机运行不畅,促成局部痰的凝聚。因此,提出"痰夹瘀血碍气而为病"是本病的一个重要发病环节。故立逐痰利水,活血通络法,以达化痰活血,疏通经络的治疗目的。创立石氏逐痰通络汤。该方取牛蒡子、僵蚕为君药,牛蒡子豁痰消肿,通行十二经。《本草》谓之"散结除风",僵蚕化痰散结,《本草》谓之能"治湿胜之风痰",二者配伍,取其专治湿痰流注经络之效。辅用白芥子以豁利皮里膜外无形之痰,泽漆利水消肿并能化痰消瘀,金雀根、制南星利水消肿加强化痰散瘀的功效。佐以丹参、当归养血活血,化瘀散结,以利于豁痰后气血顺畅运行,地龙等更是直接的通络药物,并能增强化瘀的功效。使用川牛膝为引经药,引药下行直达病所,又可加强活血通络的功效。诸药配伍,完整地体现了逐痰利水,活血通络的治则,达到消除肌肉痉挛肿胀、减轻神经压迫、恢复神经血供、加速受损神经修复、有效解除疼痛之力之目的。此方治疗梨状肌综合征疗效显著,为本病的治疗提供了一条新的途径。

大医之法四:补益气血方

补阳还五汤加减方

药物组成:以补阳还五汤为主,药用黄芪 15g,党参 10g,白芍 12g,川芎 9g,当归 12g,红花 9g,赤芍 15g,独活 10g,续断 12g,川牛膝 15g,桂枝 10g,乌梢蛇 9g,地龙 15g。

用法:煎煮后分 2 次温服,每日 1 剂。2 周为一疗程。配合针刺,以臀部压痛明显处(即阿是穴)为主穴;臀部后侧疼痛配秩边、承扶、委中、承山、昆仑等穴;臀腿外侧疼痛配环跳、阳关、阳陵泉、光明、悬钟等穴;臀腿后外侧疼痛配环跳、中渎、委中、阳辅等穴。佐以按摩,术者屈肘用鹰嘴处做按推臀部痛点处,至局部皮肤发热为度;在变硬或肥厚的梨状肌作弹拨手法,最后沿足太阳膀胱经循行路线行推捏揉揉,在环跳、秩边、承扶、委中、承山、阳陵泉等穴上,手法稍加重一点,直至穴位皮肤发热为止,每日 1 次,2 周为一疗程。

功效:补益气血,祛风散寒。

主治:梨状肌综合征气血亏虚型。

加减:气虚者加黄芪 40g,党参 20g;臀腿疼痛剧烈者加延胡索 12g,地鳖虫 12g;下肢麻木者加蜈蚣 3 条,全蝎 10g。

[李明旺,等.中药配合针刺按摩治疗梨状肌综合征78例.吉林中医药,1998,18(1):48]

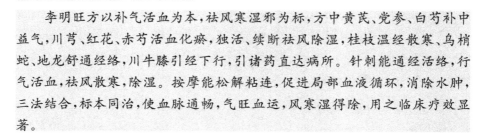

李明旺方以补气活血为本，祛风寒湿邪为标，方中黄芪、党参、白芍补中益气，川芎、红花、赤芍活血化瘀，独活、续断祛风除湿，桂枝温经散寒、乌梢蛇、地龙舒通经络，川牛膝引经下行，引诸药直达病所。针刺能通经活络，行气活血，祛风散寒，除湿。按摩能松解粘连，促进局部血液循环，消除水肿，三法结合，标本同治，使血脉通畅，气旺血运，风寒湿得除，用之临床疗效显著。

第7章 膝关节半月板损伤怎么办，分期治疗效果棒

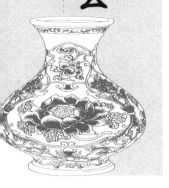

　　膝关节半月板损伤是指由外伤、退行性病变、炎性疾患等原因所致半月板破损的病症。半月板损伤主要机制是膝关节半屈曲时，外力作用于关节，发生研磨及劈裂的力量，半月板卡在股骨髁与胫骨平台之间，突然地伸直和旋转而造成损伤。临床分为急性期和慢性期损伤两种。急性期的临床表现为伤后膝关节立即发生剧烈的疼痛、关节肿胀、屈伸功能障碍，由于剧痛，难以做详细的检查，早期确诊较难。慢性期患者主要症状表现为膝关节活动痛，以行走和上下坡时明显，部分患者可出现跛行，伸屈膝关节时，膝部有弹响，或出现"绞索"征。常伴有股四头肌肌肉萎缩。

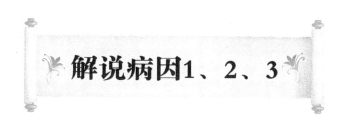

膝关节在运动过程中通过关节的屈伸完成各种承负功能。虽然膝关节的基本结构与辅助结构承受负荷的阈值还无法确定，但过度负荷后较易引起疲劳，进而导致劳损是公认的。

1. 急性期

患者有明确的外伤史，致使半月板发生撕裂，血溢脉外，瘀阻经络，不通则痛，发为本病。

2. 慢性期

患者伤后未及时诊治，日久瘀而化热，或外感风寒湿邪，寒凝血脉，引起慢性疼痛，痰瘀互结酿成本病。

中医学理论认为，半月板损伤即"伤筋"，病机的核心是气血与损伤的关系，其主要病机是气滞血瘀，《杂病源流犀烛·跌仆闪挫源流》曰："跌扑闪挫，卒然身受，由外及内，气血俱伤病也。"凡创伤必伤及气血，气血伤或瘀积局部，或阻塞经络，或留滞脏腑(图7-1)。

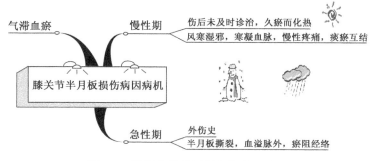

图7-1　膝关节半月板损伤的病因病机

中医治病，先要辨证

1. 急性期

患者有明确的外伤史或在进行大负荷量的运动时突然扭伤膝部，致使半月板发生撕裂，患肢疼痛剧烈，肿胀明显，活动功能受限，舌红，苔薄，脉弦数。治宜行气活血，化瘀止痛。方用桃红四物汤加减。

2. 慢性期

患者伤后未及时诊治，迁延日久，引起膝关节慢性疼痛，肿胀，可出现跛行，伸屈膝关节时，膝部有弹响声，或出现"绞索"征，舌淡，苔薄腻，脉缓。湿热证为主者宜清热利湿，凉血止痛。痰瘀互结者宜祛风温经通络，利湿化痰止痛。方用健步虎潜丸或补肾壮筋汤（图7-2）。

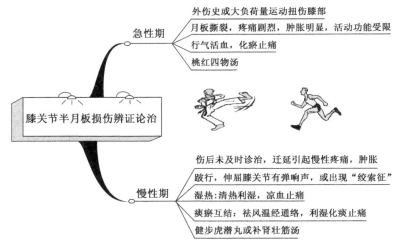

图 7-2　膝关节半月板损伤的辨证论治

膝关节半月板损伤的大医之法

大医之法一：急性期活血化瘀，消肿止痛类方

搜索

祖时恩验方

药物组成：取三七 3g，乳香 1g，没药 1g，共研细末，配新伤Ⅰ号（药用黄柏 30g，元胡 12g，血竭 12g，鸡血藤 12g，白芷 9g，木香 g，羌活 9g，独活 9g 等）5g。

用法：用鸡蛋清调敷患肢肿胀部位，每天换药 1 次。轻者换药 3 次，重者 5 次，用纱布、夹板等固定制动患肢 5 天。辅以针灸治疗：取膝阳关、膝眼（斜刺 1 寸）、血海（直刺 1.5 寸）、阳陵泉（直刺 1.5 寸）、阴陵泉（直刺 1.5 寸）、梁丘（直刺 1 寸）、足三里（直刺 1.5 寸）、阿是穴（直刺 1～1.5 寸）等穴。每天换药时治疗，用毫针直刺，行泻法。

功效：活血化瘀，消肿止痛。

主治：膝关节半月板损伤气滞血瘀证。

> ［祖时恩，祖恒．综合疗法治疗膝关节半月板损伤．中医正骨，2007,19(1):60］

大医有话说

半月板损伤属中医"筋伤"范畴。治疗上早期宜活血消肿，通络止痛。所以祖时恩认为早期采用活血的药物外敷消肿止痛，并用针刺的方法疏通经络。方中三七活血，乳香、没药行气止痛，药用黄柏清热凉血，血竭、鸡血藤活血凉血，白芷、木香行气止痛，羌活、独活祛风通络，全方共奏活血行气，凉血通络止痛之功效。患处外敷中药可持续作用于患处，佐以针刺祛瘀生新，疏通经络，故临床收到较好的治疗效果。

大医之法二:慢性期祛瘀通络,活血止痛类方

搜索

黄霄汉验方

药物组成:口服筋骨痛消丸(丹参、香附、桂枝、白芍、川牛膝等),结合口服三七接骨丸(三七、乳香、没药、当归、牡丹皮、茯苓、自然铜等十余味中药组成)。

用法:每天2次,每次6g,温开水或温稀粥送服。

功效:祛瘀通络,活血止痛。

主治:膝关节半月板损伤瘀阻脉络证。

[黄霄汉,苏玲.筋骨痛消丸结合三七接骨丸治疗膝关节半月板损伤临床观察.光明中医,2006,21(3):64~65]

大医有话说

《济生方·诸痹门》曰:"皆固体虚,腠理空疏,受风寒湿气而成痹。"肝肾不足,气血亏虚,风寒湿邪乘虚侵袭,留于膝部,阻滞气血,痹阻脉络而发为痹痛。黄霄汉继承了著名中医骨伤科专家、洛阳平乐郭维淮的正骨经验,认为凡创伤必伤及气血,气血伤或瘀积局部,或阻塞经络,或留滞脏腑,都会引起一系列的局部病变和全身病变,辨证论治的结论是伤气或伤血。其症状主要是肿胀、疼痛、功能障碍等,肿胀为血脉损伤,离经之血瘀于局部,血为有形之物,故"气伤作痛"。方中丹参、香附、桂枝、白芍、川牛膝等,行活血行气,温经通络,消肿止痛之功能,用于治疗骨质增生、慢性劳损引起的颈肩腰腿痛、跟痛症,急慢性软组织损伤及骨折后肢体肿胀、疼痛、关节活动受限等症。结合疾病多瘀多虚的理论,运用祛瘀活血、消肿止痛、续筋壮骨之法,配合服用三七接骨丸治疗该病,体现了"祛瘀活血"的总原则,临床疗效确切,未发现明显毒副反应,安全性高。

第8章 名医验方巧治膝关节创伤性滑膜炎

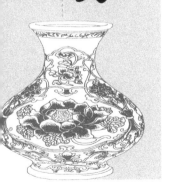

　　膝关节创伤性滑膜炎是指膝关节受伤后出血或损伤后引起的滑膜无菌性炎症反应。临床症状主要表现为膝关节肿胀、疼痛、关节积液、关节活动受限等。一旦滑膜病变，常并发膝关节功能障碍，继而发展成为慢性滑膜炎，最后逐渐变成增生性关节炎。临床应重视早期诊断与治疗。

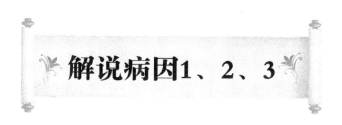

解说病因1、2、3

临床上将该病分急性创伤性和慢性劳损性炎症2种。

1. 急性期

由于外力作用于膝关节,损伤局部筋脉,气滞血瘀,"气伤痛、形伤肿",故肿痛并见,发为本病。

2. 慢性期

损伤日久,或因失治,或因年老体弱,脾肾虚弱,复感风寒湿邪,气血痰湿凝滞,痹阻经脉,不通则痛,膝关节活动受限。

膝关节创伤性关节炎的病机,主要是营卫不和,湿邪滞留。膝关节滑膜之脉络受伤后气滞血瘀,影响关节内津液的正常生化,水停痰积稽留其间,实者湿浊化热,湿热相搏为肿为痛;虚者则气化失司,湿浊盘踞,病情反复,肿胀难消,肌筋弛弱(图8-1)。

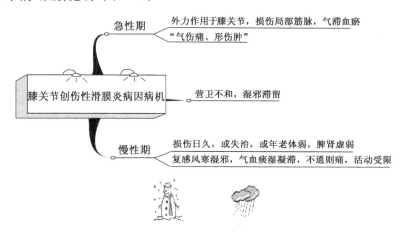

图 8-1 膝关节创伤性滑膜炎的病因病机

中医治病，先要辨证

1. 损伤瘀血

伤后即肿,肿胀较甚,按之如气囊,广泛瘀斑,疼痛,活动时疼痛剧烈,舌质红,苔薄,脉弦。治当行气活血,化瘀止痛。方用桃红四物汤加减。

2. 风寒湿阻

进行性反复性肿胀,按之如棉絮,局部皮温不高,游走性强为风重,重坠肿甚为湿重,固定冷痛为寒重,舌淡,苔白腻,脉弦滑。治当祛风散寒,除湿通络。方用蠲痹汤加减。

3. 脾肾不足

肿胀持续日久,面色少华,纳呆便溏,肌肉萎缩,膝酸软无力,舌红光,脉细无力。益气养血,活血通络。方用独活寄生汤加减。

4. 痰湿结滞

肿胀持续日久,肌肉硬实,筋粗筋结,膝关节活动受限,舌淡,苔白腻,脉滑。治宜燥湿化痰,散结消肿。方用小活络丹加减(图 8-2)。

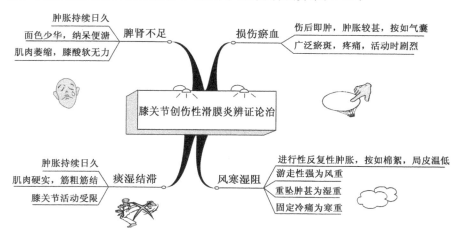

图 8-2　膝关节创伤性滑膜炎的辨证论治

膝关节创伤性滑膜炎的大医之法

大医之法一:急性期通络祛湿方

搜索

(1)周献伟验方

药物组成:羌活 10g,川芎 6g,独活 10g,藁本 6g,防风 10g,蔓荆子 6g,甘草 5g。

加减:寒湿重者加制附子 5g,桂枝 6g;气血瘀滞者,加桃仁、红花各 9g;寒湿困脾者加山药 15g,白术 10g,桂枝 6g。

功效:活血通络,祛湿利水。

主治:膝关节创伤性滑膜炎损伤瘀血型。

[周献伟,张虹.加减羌活胜湿汤主治膝关节创伤性滑膜炎临床观察.世界中西医结合杂志,2007,2(4):232~233]

(2)赵鹏飞验方

药物组成:如意金黄散(白芷、天花粉、姜黄、苍术、黄柏、生天南星、厚朴、陈皮、樟脑,以上诸药各等份,均为细末过 100 目筛,用植物油、蜂蜡制成软膏密封)外用。四妙丸加减(黄柏 10g,苍术 10g,牛膝 15g,薏苡仁 12g,桃仁 10g,红花 10g,延胡索 10g,三七粉 3g)内服。

功效:温经通络,祛风除湿。

主治:膝关节创伤性滑膜炎风寒湿阻型。

[赵鹏飞.如意金黄膏合四妙丸方加减治疗膝关节创伤性滑膜炎临床观察.中医学报,2010,25(149):751~752]

(3)黄海振验方

药物组成:党参 30g,附子、白术、茯苓、杜仲、川牛膝各 15g,白芍、威灵仙、五加皮各 12g。

功效:健脾利湿,补肾强骨。

主治:膝关节创伤性滑膜炎脾肾不足型。

> ［黄海振.辨证治疗膝关节创伤性滑膜炎 60 例.中国中医骨伤科杂志,2006,14:34～35］

(4)张秀丽验方

药物组成:茯苓 20g,猪苓 30g,白术 15g,泽泻 5g,桂枝 8g,穿山龙 20g,泽兰叶 30g,牛膝 10g,香附 15g,丹参 15g。

功效:利湿化痰,祛风散结。

主治:膝关节创伤性滑膜炎痰湿结滞型。

> ［张秀丽.五苓散加味治疗膝关节创伤性滑膜炎 65 例分析.中医误诊学杂志,2008,8(31):7716］

大医有话说

中医对于膝关节创伤性滑膜炎的治疗是中医的特色疗法之一,各家效法均有较好的疗效。本病属中医学"痹证"范畴,其病机如《正体类要》序中所述"肢体损伤于外,则气血伤于内"。

周献伟认为,滑膜受损后血管扩张、充血,产生大量渗出液,血浆及血细胞外渗,同时滑膜细胞活跃而产生大量黏液素。治以活血通络、祛湿的方法以消除外伤后瘀血内阻、湿瘀互结、经络阻滞;或以益气温阳、利水消肿、化瘀通络之法;或以培土渗湿、通利关节等法。羌活胜湿汤由羌活、独活、藁本、防风、甘草、川芎、蔓荆子组成。方中羌活辛苦温入太阳经,散表寒,祛风湿,利关节,止痹痛,为治风寒湿邪在表之要药;防风辛甘性温,长于祛风除湿、散寒止痛,为风药中的润剂,两者相伍,共为君药;配有独活、藁本、蔓荆子,重在祛周身风湿,为臣药;川芎能散寒祛风,宣痹止痛,为佐药;甘草调和诸药为使。全方共奏祛风胜湿止痛之功。

赵鹏飞认为如意金黄膏对湿热引起的疮、痈、疽、丹毒等皆有较好的疗效,我们应用该药治疗膝关节滑膜炎亦取得了较好的疗效。方中用白芷、天花粉配姜黄能解毒散结、活血消肿止痛,苍术配黄柏、生天南星为寒温同用以搜筋骨入骱之风湿,祛皮里膜外凝结之痰毒,厚朴、陈皮燥湿健脾,樟脑散瘀止痛,加速药物透皮吸收,在行药物外敷直接使药物经皮吸收,促进局部炎症消退的同时配合中药内服能加速肿胀消退,巩固疗效,预防复发。中药四妙丸方中黄柏、苍术二药相伍,清热燥湿,热祛湿除;牛膝活血化瘀,引药下行;薏苡仁利湿清热。急性期加桃仁、红花、延胡索、三七粉以活血通络,消肿止痛。如意金黄膏外用结合中药内服共起清热燥湿,活血消肿,通络止痛功效。

黄海振认为该病因年老体弱,脾肾虚弱,影响关节周围滑膜正常分泌滑液,治当补肾健脾,活血止痛。方中党参健脾益气,附子温通经络,助药力发散,白术、茯苓燥湿健脾,杜仲补肾填精,川牛膝引药下行,白芍柔肝缓急止痛,威灵仙、五加皮祛风湿,全方补益脾肾的同时又可行气止痛。

张秀丽认为,膝为筋之汇,赖血濡之。由于局部创伤,气血逆乱、气滞血瘀、脉络痹阻、津液失布、化湿化热、潴留局部,故膝关节局部肿胀、疼痛、功能受限。日久瘀血凝结、湿热化痰、瘀痰痹阻、筋脉失荣、使病情加重,缠绵难愈。本方中用猪苓、茯苓、泽泻,甘淡以助阳,淡渗利湿开水窍;穿山龙,泽兰叶配用最能清利关节内水而止痛;桂枝温通经脉,祛风湿通经脉,善通阳气温化水湿;白术燥湿健脾,使水之堤防以制水;香附、丹参行气活血化瘀,瘀除而痛解;牛膝为引经药,增强膀胱气化功能,以利关节之水从尿道而下达体外。全方共奏清利关节水湿,行气活血通络的功效。

大医之法二:慢性期温经散寒,活络壮骨方

搜索

(1)梁顺兴验方

药物组成:熟地30g,鹿角霜20g,牛膝10g,炙黄芪20g,木瓜30g,丹参30g,白芥子15g,车前子30g,桂枝6g。

加减:肿胀甚者加猪苓、茯苓各20g,泽泻30g;膝冷畏寒者加吴茱萸6g,干姜10g;脾虚者加炒白术10g,炙甘草10g,大枣10枚。

功效:温化寒湿,消肿通痹。

主治:膝关节创伤性滑膜炎慢性期经络痹阻,寒湿留注关节。

[梁顺兴.分期辨证治疗膝关节创伤性滑膜炎42例.吉林中医药,2005,25(7):32]

（2）李主江验方

药物组成：党参30g,熟附子、白术、茯苓、杜仲、川牛膝各15g,白芍、威灵仙、五加皮各12g,内服。期间使用桂枝、防风、荆芥、艾叶、透骨草各30g,红花10g,外洗。

功效：健脾补肾,活络壮骨。

主治：膝关节创伤性滑膜炎慢性期脾肾两虚,湿浊下注。

> ［李主江．何应华治疗膝关节创伤性滑膜炎经验介绍．新中医，
> 2002,34(6):11～12.］

大医有话说

　　上述两位医家均认为膝关节创伤性滑膜炎慢性期多因寒湿,下注关节致病。究其病机,两位医家观点侧重不同。梁顺兴认为进入慢性期后主要病机为经络痹阻,气血运行不畅,以熟地、鹿角霜、白芥子、桂枝等温经散寒,以木瓜、牛膝、车前子祛湿通痹,临床有一定的疗效。李主江根据何应华老中医的经验,认为膝为筋、肉、骨之大会,乃肝、脾、肾三经所系,若病后失治,劳损日久,则内动肝、脾、肾三脏,使肝之疏泄失职而气滞血瘀,血瘀不利则为水,脾失健运则水湿内停,湿为阴邪,易伤阳气,脾肾阳虚不能温养肢体,以致湿浊难除,故导致脾肾两虚。通过内服补益脾肾的组方施治,并配合温通经络的中药煎水外洗,达到内外兼治,标本并治的效果,临床效果显著。

第9章 踝关节扭挫伤莫轻视，当心小问题变大麻烦

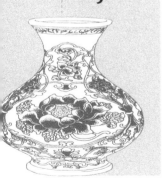

踝关节扭挫伤在临床较为常见，属于西医软组织损伤范畴，中医称之为"筋伤"，是指各种致伤因素作用于机体而引起皮肤、皮下组织、筋膜、肌肉、肌腱、韧带、骨膜、关节囊等软组织合并周围神经、血管的损伤。临床表现为局部疼痛、肿胀、触痛，或还有皮肤发红，继而转为青紫。常见的并发症有韧带损伤，在直接的外力打击下，常合并骨折和脱位。

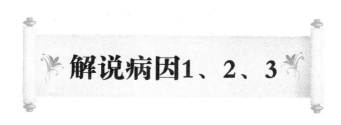

解说病因1、2、3

踝关节过度内或外翻暴力

踝关节扭挫伤可发生于任何年龄，但以青壮年较多。多因踝关节突然受到过度的内翻或外翻暴力引起，如步行或跑步时踏在不平的地面上，上下楼梯、走坡路时不慎失足踩空，或骑车、踢球等运动中不慎跌倒，使踝关节突然过度内翻或外翻产生踝部扭伤。

在具体病机上，《医宗金鉴·正骨心法要旨》云："跌打损伤之症，专从血论……皮不破而内损伤者，多有瘀血。"指出人体损伤后多形成瘀血。《素问·阴阳应象大论》又云："气伤痛，形伤肿"，"气无形，血有形，气为血帅，血随气行，气先伤及于血，或血先伤及于气；先痛而后肿为气伤形，先肿而后痛为形伤气，气血两伤，多肿痛并见"，明确指出损伤之症多伤及气血，伤气则气滞，伤血则血瘀，气滞能使血瘀，血瘀能阻气行，以致病变为血滞于肌表而青紫、肿痛。故表现为局部肿胀、瘀斑、疼痛、活动受限。其主要病机是气滞血瘀，脉络不通（图9-1）。

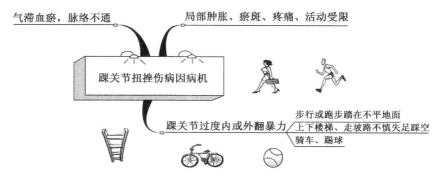

图9-1 踝关节扭挫伤的病因病机

中医治病，先要辨证

1. 气滞血瘀

因外伤或劳损而发病，多发生于损伤早期，局部肿胀、刺痛、痛有定处，出现青紫血斑（或较大血肿），关节活动受限。舌质紫暗或有瘀斑，脉涩弦。治当行气活血，化瘀止痛。方用桃红四物汤加减。

2. 血虚寒凝

多为损伤后期或慢性软组织损伤。以局部疼痛为主，轻度肿胀及压痛，如在关节附近则影响关节的活动。筋络拘急，疼痛遇寒加重，舌质淡红，脉沉细无力。缺少治则及方药治宜益气活血，散寒止痛。方用独活寄生汤加减（图 9-2）。

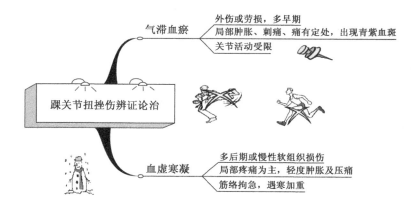

气滞血瘀 —— 外伤或劳损，多早期
局部肿胀、刺痛、痛有定处，出现青紫血斑
关节活动受限

踝关节扭挫伤辨证论治

血虚寒凝 —— 多后期或慢性软组织损伤
局部疼痛为主，轻度肿胀及压痛
筋络拘急，遇寒加重

图 9-2　踝关节扭挫伤的辨证论治

踝关节扭挫伤的大医之法

大医之法一：内服活血化瘀消肿方

搜索

娄峰验方

药物组成：马钱子（沙炒）、麻黄、蒲黄、泽兰、土鳖虫（炒）、骨碎补（去毛）、香附（制）、红花、赤芍、桃仁、五灵脂（炒）、乳香（制）、没药（制）、自然铜（煅、飞）共14味中药材按比例制成。

功效：活血化瘀，散瘀消肿。

主治：气滞血瘀型踝关节扭伤。

> ［娄峰，戴廷涛，王长安，等．治伤消瘀丸治疗急性软组织损伤疗效观察．中医正骨，2009，21（8）：14～16］

大医有话说

  中国传统医学认为，软组织损伤属"筋伤"范畴，损伤后局部疼痛、肿胀、关节活动不利是急性软组织损伤的主要症候表现，也是局部气血经络伤病的病理反应。伤后则脉络受损，血脉不得循经流注，气血凝滞，营卫离经，血溢脉外，瘀滞于肌肤腠理，形成血肿，瘀溢皮下而见青紫；肿而不消则见水泡出现；局部气血运行受限，不通则痛，故见疼痛。治疗上多采用活血化瘀，消肿止痛的方法。方中马钱子辛温，"开通经络，透达关节"，能消瘀散结，通络止痛，止痛力强，故为君药；乳香（制）、没药（制）活血散瘀消肿，伸筋通络止痛，五灵脂活血止痛，化瘀止血，土鳖虫、自然铜散瘀、接骨、止痛，与红花活血通经，散瘀止痛合用，增强活血续筋，消肿止痛作用，共为臣药；麻黄辛散温通，祛风散寒，舒筋脉之挛急，利关节之壅滞，香附、蒲黄和赤芍活血、通经、散瘀、止痛，又佐以骨碎补补肾强骨，续伤止痛，加强通经止痛之功，同为佐药;桃仁活血祛瘀,润肠通便,泽兰利便、清湿热,为使药,以上14味药配伍能增强活血祛瘀,消肿止痛,舒肝通络功效。

大医之法二:外用补肾化瘀驱寒方

搜索

罗文兵验方

药物组成:大血藤100g,血竭100g,满天星50g,丹参50g,三棱50g,莪术50g,虎杖50g,乳香100g,没药100g,续断50g,骨碎补50g,陈松香1000g。

功效:补肾通络,活血化瘀,祛风散寒。

主治:血虚寒凝型踝关节扭伤。

> [罗文兵,熊辉.中药外敷治疗急性软组织损伤100例临床观察.中医药导报,2009,15(10):41～42]

大医有话说

罗文兵认为踝关节扭挫伤当从补肾的基础上再加以活血化瘀,祛风散寒药物。组方百炼膏方中大血藤活血通络;血竭活血散瘀、定痛、止血生肌;满天星用于各种血瘀积滞化热之证;三者合用,有活血祛瘀,清热凉血止痛之效,共为君药。丹参活血祛瘀,凉血消痈;虎杖具有活血散瘀,祛风通络之功;乳香、没药功善活血消瘀,行气散滞;四者合用,共辅上药活血行气之效,为臣药。续断为补肝肾、行血脉、续筋骨之要药;骨碎补功用补肾、活血、止血、续伤;二者合用为佐,功善益肾健骨,活血化瘀,行气通络,标本兼治,用为佐助药。陈松香祛风、燥湿、排脓、拔毒、生肌、止痛,为方中之使药。全方以活血祛瘀,通络止痛,清热利湿为主,既能通过治标短期内解决患者的疼痛,又抓住患者"血瘀"这一主要矛盾,从本论治,具有较好的远期疗效。诸药合用具有活血消肿,散瘀止痛之功效。加之本药直接作用于皮肤,通过药物的透皮吸收作用,直接改善局部的血液循环和淋巴循环,加快血肿吸收,达到治疗目的。现代临床及药理实验研究表明,全方能使损伤处的血管尤其是毛细血管得到扩张,毛细血管静脉端的压力减轻,血流量增加,使局部组织的营养状况改善,使肌肉损伤后的坏死发生率减少,能有利于损伤局部的血循环系统；尤其是微循环系统的修复，能促使毛细血管的开放和重建。从而也可加强损伤处渗出细胞的吸收。

大医之法三：外用行气活血化瘀方

搜索

（1）董灿玲验方

药物组成：全当归、姜黄、红花、泽泻各 120g，细辛、三七、玄胡、生乳香、生没药、虻虫、赤芍、黄柏、蒲公英、栀子、木通、泽兰、牛膝、透骨草各 60g，大黄 150g，血竭 40g。

用法：将血竭研细面另包备用，再将上药研细面加蜂蜜或其他油脂成膏状，使用时按损伤部位大小取药膏适量，摊于厚布上，取适量的血竭药面洒在药膏表面，敷于患处，加压包扎。每 3 天换药 1 次，2 次为 1 个疗程。

功效：活血化瘀，行气止痛。

主治：气滞血瘀型踝关节扭伤。

［董灿玲，董红．化瘀膏外敷治疗急性踝关节扭伤 584 例．陕西中医，2005，26（12）：1305～1306］

（2）周龙恒验方

药物组成：黄柏 50g，大黄 50g，姜黄 50g，白芷 50g，生南星 20g，陈皮 50g，厚朴 30g，苍术 20g，甘草 20g，天花粉 100g，赤小豆 100g，红花 50g，乳香 30g，血竭 20g，木香 50g，生川乌 10g，生草乌 10g，冰片 20g，青黛粉 50g。

用法：按上方组成比例，除冰片、青黛粉外其他药物烘干后混合共研细末，过 100 目筛，再将冰片、青黛粉研细与上药末混匀，贮磁罐内备用，勿使泄气。

功效：活血化瘀，行气止痛。

主治：气滞血瘀（湿热）型踝关节扭伤。

［周龙恒．加味金黄散外敷治疗急性软组织损伤 1168 例．中医外治杂志，2007，16（6）：20～21］

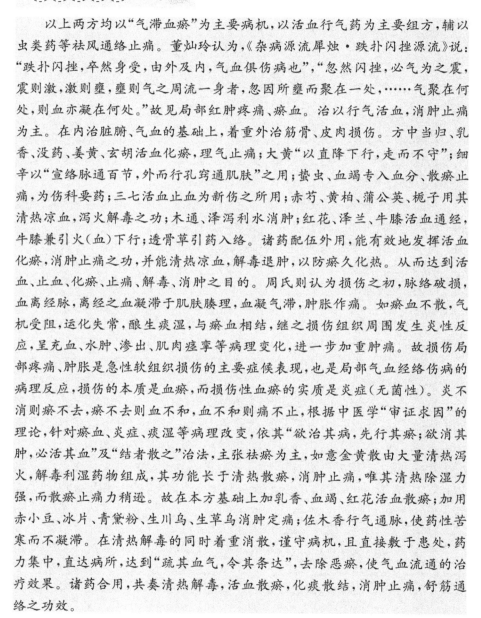

大医有话说

以上两方均以"气滞血瘀"为主要病机,以活血行气药为主要组方,辅以虫类药等祛风通络止痛。董灿玲认为,《杂病源流犀烛·跌扑闪挫源流》说:"跌扑闪挫,卒然身受,由外及内,气血俱伤病也","忽然闪挫,必气为之震,震则激,激则壅,壅则气之周流一身者,忽因所壅而聚在一处,……气聚在何处,则血亦凝在何处。"故见局部红肿疼痛、瘀血。治以行气活血,消肿止痛为主。在内治脏腑、气血的基础上,着重外治筋骨、皮肉损伤。方中当归、乳香、没药、姜黄、玄胡活血化瘀,理气止痛;大黄"以直降下行,走而不守";细辛以"宣络脉通百节,外而行孔窍通肌肤"之用;䗪虫、血竭专入血分、散瘀止痛,为伤科要药;三七活血止血为新伤之所用;赤芍、黄柏、蒲公英、栀子用其清热凉血,泻火解毒之功;木通、泽泻利水消肿;红花、泽兰、牛膝活血通经,牛膝兼引火(血)下行;透骨草引药入络。诸药配伍外用,能有效地发挥活血化瘀,消肿止痛之功,并能清热凉血,解毒退肿,以防瘀久化热。从而达到活血、止血、化瘀、止痛、解毒、消肿之目的。周氏则认为损伤之初,脉络破损,血离经脉,离经之血凝滞于肌肤腠理,血凝气滞,肿胀作痛。如瘀血不散,气机受阻,运化失常,酿生痰湿,与瘀血相结,继之损伤组织周围发生炎性反应,呈充血、水肿、渗出、肌肉痉挛等病理变化,进一步加重肿痛。故损伤局部疼痛、肿胀是急性软组织损伤的主要症候表现,也是局部气血经络伤病的病理反应,损伤的本质是血瘀,而损伤性血瘀的实质是炎症(无菌性)。炎不消则瘀不去,瘀不去则血不和,血不和则痛不止,根据中医学"审证求因"的理论,针对瘀血、炎症、痰湿等病理改变,依其"欲治其病,先行其瘀;欲消其肿,必活其血"及"结者散之"治法,主张祛瘀为主,如意金黄散由大量清热泻火,解毒利湿药物组成,其功能长于清热散瘀,消肿止痛,唯其清热除湿力强,而散瘀止痛力稍逊。故在本方基础上加乳香、血竭、红花活血散瘀;加用赤小豆、冰片、青黛粉、生川乌、生草乌消肿定痛;佐木香行气通脉,使药性苦寒而不凝滞。在清热解毒的同时着重消散,谨守病机,且直接敷于患处,药力集中,直达病所,达到"疏其血气,令其条达",去除恶瘀,使气血流通的治疗效果。诸药合用,共奏清热解毒,活血散瘀,化痰散结,消肿止痛,舒筋通络之功效。

第10章 跟痛症真难缠，名中医有妙方

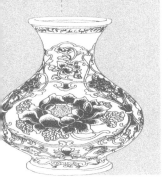

跟痛症主要是指跟骨底面由于慢性损伤所引起的疼痛、行走困难为主的病症，是临床表现为跟部疼痛的多种疾病的总称，本病包括跟下脂肪垫炎，跖筋膜炎，跟后滑囊炎，跟腱炎，跟骨骨刺等症。其临床表现为站立或行走时足跟及足底有酸胀疼痛感，严重时呈针刺样痛，难以举步。常见的并发症和患者的临床症状相关，严重者可并发皮肤破溃感染。

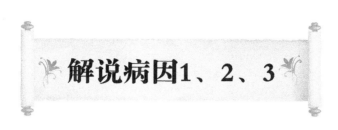

解说病因1、2、3

跟痛症归属于中医学"筋伤"、"骨痹"等范畴，外因中除了外力直接伤害外，外感六淫诸邪或邪毒感染均可致筋骨、关节发生疾患；内因主要与年龄、体质、解剖结构有关系。多发生于40～60岁中老年肥胖人群。

1. 肝肾不足，久病体虚

老年肝肾不足或久病体虚，气血衰少，筋脉懈惰，体态肥胖，体重增加，久行久站，或因骨质增生，致使局部无菌性炎症刺激，发为本病。

2. 负荷运动

长期大负荷量运动及劳作，日久造成足底部皮肤、皮下脂肪、跖腱膜负担过重发生慢性劳损，气血运行不畅，不通则痛。

3. 饮食起居不当

饮食起居不当，感受风寒湿等邪气，寒凝血脉，日久瘀而酿痰，痰瘀互结，发为本病。

跟痛症其病机与肾关系密切，肾主骨生髓，肾气虚弱，又受风寒湿邪侵袭，则寒凝血滞，至足跟部经脉瘀阻不通，或骨失所养，瘀血内生，不通则痛而发病。如《素问·脉要精微论》说："骨者髓之府，不能久立，行则振掉，骨将惫矣"。又《素问·痹论篇》说："风寒湿三气杂至合而为痹也，以冬遇此者为骨痹"，"痛者，寒气多也，有寒故痛也"。如清·张璐在《张氏医通》中说："肾脏阴虚者，则足胫时热而足跟痛"，"阳虚者，则不能久立而足跟痛"。本病中医辨证为肾精不足，寒湿凝滞，气滞血瘀，经脉痹阻，属本虚标实之证（图10-1）。

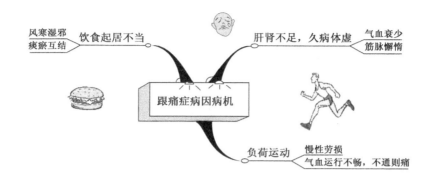

图 10-1　跟痛症的病因病机

中医治病，先要辨证

1. 肾气亏虚

疼痛位于跟骨内侧，呈钝痛，行走时疼痛加重，或伴腰膝酸软无力，或耳鸣，舌质淡，舌边有瘀点，苔薄白，脉沉细涩。治宜滋补肝肾，通络止痛。方用独活寄生汤加减。

2. 气血瘀滞

痛处固定，呈刺痛，晨起足跟着地时疼痛明显，行走后可轻度缓解，再休息后可明显减轻或完全缓解，患侧踝关节周围常可见瘀斑，舌质暗或有瘀点，脉弦涩。治宜理气活血，化瘀止痛。方用桃红四物汤加减。

3. 寒湿痹阻

呈酸困样痛，痛处较弥漫，休息或足部受凉后疼痛明显，适当活动或足部保暖后可缓解，伴肢冷，纳差，乏力。舌质淡胖，苔白腻，脉弦滑。治宜温经散寒，祛风除湿。方用阳和汤加减（图 10-2）。

76

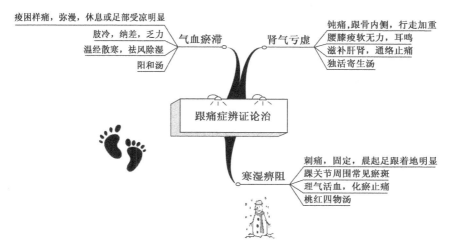

疲困样痛，弥漫，休息或足部受凉明显
肢冷，纳差，乏力
温经散寒，祛风除湿
阳和汤
气血瘀滞

肾气亏虚
钝痛，跟骨内侧，行走加重
腰膝痿软无力，耳鸣
滋补肝肾，通络止痛
独活寄生汤

跟痛症辨证论治

寒湿痹阻
刺痛，固定，晨起足跟着地明显
踝关节周围常见瘀斑
理气活血，化瘀止痛
桃红四物汤

图 10-2 跟痛症的辨证论治

跟痛症的大医之法

大医之法一：补肾通络止痛方

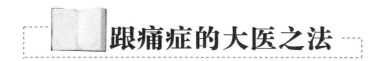

搜索

（1）王吉华验方

药物组成：上甲 16g，下甲 16g，骨碎补 18g，何首乌 15g，杜仲 15g，牛膝 12g，当归 12g，白芍 10g，锁阳 12g，白术 12g，全蝎 12g，甘草 5g。

用法：上药 1 剂，加水 1500ml 浸泡 1 小时后，放火上煎煮，先武火煎沸 10 分钟，再文火煎煮 40 分钟，淋取药液，再加水 600ml，煎煮 20 分钟，淋取药液，一、二煎药液相混，分早、晚 2 次空腹温服，每日服 1 剂。

功效：滋补肝肾，通络止痛。

主治：肾气亏虚型跟痛症。

［王吉华,董德河,杜新枝.补肾汤治疗跟痛症 249 例.中医学报,2009,24(144):80～81］

(2)关和宇验方

药物组成:琥珀丸(煅自然铜、骨碎补、续断、桑寄生、地鳖虫、血竭等)、壮骨片(去毛鹿茸、补骨脂、鹿角胶、熟地黄、煅牡蛎、续断、人参等)内服。

功效:补肾壮骨,通络止痛。

主治:肾气亏虚型跟痛症。

［关和宇.琥珀丸、壮骨片治疗跟痛症 95 例.中外医疗,2009,15(5):98.］

大医有话说

以上两方皆从补肝肾、通经络的角度对该病进行治疗,《素问·阴阳应象大论》曰:"肾生骨髓",《素问·六节脏象论》曰:"肾其充在骨",《诸病源候论》载:"夫劳伤之人,肾气虚损,而肾主腰脚"。因此,王吉华认为劳伤肾虚是跟骨痛病因病机,劳累损伤肾气,气虚不固,易感外邪,气血运行不畅,气滞血瘀,经络不通;肾虚骨骼失养,经络不通,故足跟痛。故此治疗当补肾填精,精气充足,跟部得养,经络得通,疾病痊愈。方中上下甲、骨碎补、何首乌、杜仲、锁阳补肾填精;牛膝、当归、白芍、全蝎通经活络;白术、甘草益气健脾。诸药合用,共奏补肾通络之功。内服补肾,固本治本,体现中医治病求本之治则,本源得治,病因得除,疾病痊愈。关和宇认为,在补肾的同时,还应该重视壮骨的作用,因此使用了煅自然铜、骨碎补、续断等药物强筋骨,遵循了"肾主骨"的基本理论;与此同时,使用虫类药物加强活络通痹之作用,特别在临床诊疗中灵活运用,达到了良好的治疗效果。

大医之法二:理气活血化瘀方

搜索

郑荣林验方

药物组成:黄芪 20g,川牛膝 15g,鸡血藤 30g,威灵仙 30g,桃仁 15g,红花 10g,白芍 30g,当归 15g,川芎 15g,乳香 12g,没药 12g,土鳖虫 10g,延胡索 15g,甘草 10g。

功效:理气活血,化瘀止痛。

主治:气滞血瘀型跟痛症。

[郑荣林.中医辨证分型治疗跟痛症疗效观察.广西中医学院学报,2010,13(1):16～17]

大医有话说

郑氏认为足跟部为肾经之所主,足少阴肾经起于足小趾下面,斜行足心,至内踝后,入足跟,肾藏精主骨生髓,因此跟痛症与人体肾虚有密切关系;除肾虚因素外,还应重视血瘀,因为通则不痛,不通则痛,足居人体最下部,赖气血的周流不息而得以濡养;另外肾虚之人易受风寒湿邪侵袭,风寒湿邪乘虚侵袭留注筋骨,导致骨脉瘀滞,不通则痛。方中鸡血藤为君,辅以桃仁、红花、当归起到活血化瘀之功效,黄芪、白芍、乳香、没药为臣药,起到了健脾理气止痛之作用,土鳖虫、延胡索加强化瘀功效,威灵仙除湿,牛膝为使引药下行,甘草调和诸药,缓急止痛。全方注重理气活血,化瘀止痛之治疗目的,抓住了扶正与祛邪的统一,药证相符,对症下药,达到了良好的治疗效果。

大医之法三:温经散寒除湿方

搜索

(1)石洪验方

药物组成:以阳和解凝膏烊化摊布,直径约 10cm 为基础,其上加Ⅰ号散(肉桂末为主)5g,直径约 5cm,最上层加Ⅱ号散(蟾酥、轻粉、雄黄、砒石为主)3g,直径约 3cm。

用法:外用,每日 1 次。

功效:散寒除湿,温经止痛。

主治:寒湿痹阻型跟痛症。

[石洪.拔寒膏治疗跟痛症 137 例.四川中医,2000,18(12):18]

(2)朱永辉验方

药物组成:川椒30g,伸筋草30g,苏木20g,生川乌30g,细辛5g,透骨草20g,红花30g,艾叶12g,牛膝15g,制乳香15g,当归10g,白术10g,威灵仙15g。

用法:上药加水4000ml,浸泡30分钟后,水煎20分钟,趁热熏洗患足,每日熏洗时间为1～2小时,每日熏洗1～2次,每剂反复使用2天。10天为1个疗程。

功效:散寒除湿,温经止痛。

主治:寒湿痹阻型跟痛症。

[朱永辉.跟痛症的辨证施治(附120例报告).咸宁学院学报(医学版),2007,21(5):420～421]

大医有话说

跟痛症主要的病因是"肝肾不足",合并外感风寒湿邪之时,两位医家皆法从"辨证论治"、"审证求因"的角度治疗疾病。在治疗此病的时候,外用中药的疗法显示出了较好的疗效与安全性。外用药不但能够持续作用于患处,还具有不良反应小,易掌握等优点,值得临床推广。拔寒膏系名老中医验方,其Ⅰ号散由桂麝散化裁,Ⅱ号散由蟾酥丸化裁,合阳和解凝膏,共奏温阳化痰,解痉攻毒,破结消肿止痛之功,用之治疗跟痛症有消除足跟骨与软组织水肿及无菌性炎症,松解足底跟骨周围组织的痉挛粘连,改善局部微循环的作用,鉴于足跟部皮肤韧厚,跟痛症多为久病,局部外用药非峻猛之剂,恐难取效。方中蟾酥、雄黄、轻粉、砒石均系大毒之品,外用取其峻烈之性缓慢渗透,十年来虽未发现中毒及过敏反应,但临床应用时应及时注意患者病情变化,调整用药。朱氏认为,中医学已将跟底骨刺症归属"筋痹"范畴。《张氏医通》云:"……,肝主筋,肾主骨"。人至中老年,肝肾渐亏,筋骨失养,不荣则痛,加之饮食起居不节,风寒湿邪乘虚侵袭留注筋骨以及跌扑扭伤,导致骨脉瘀滞,不通则痛,因而表现为跟底疼痛,行走活动不利。肝肾亏虚是本病发病基础,风寒湿邪侵袭及跌扑扭伤为发病诱因。因此,在熏蒸药物的使用上加入威灵仙祛风除湿,通络止痛,当归、黄芪补益气血,白术以健脾利湿消肿。标本兼治,理气活血,祛风除湿相互作用,达到良好的治疗效果。

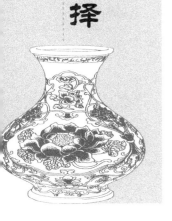

第11章 颈部扭挫伤，选择中药不会错

颈部扭挫伤是常见的颈部筋伤，各种暴力引起的颈部扭挫伤，除了筋伤外，还可能兼有骨折、脱位，严重者可伤及脊髓，危及生命。

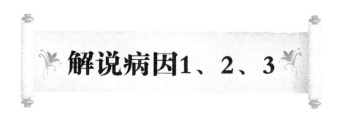

解说病因1、2、3

1. 突然扭转或前屈后伸

颈部可因突然扭转或前屈、后伸而受伤,如在高速公路上突然减速或突然停止时,头部猛烈前冲,打篮球时头部过度后仰,嬉闹扭斗时颈部过度扭转或头部受到暴力冲击,均可引起颈项部扭挫伤。

2. 钝器直接打击

钝器直接打击颈项部引起的扭挫伤少见(图 11-1)。

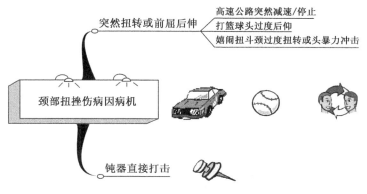

图 11-1　颈部扭挫伤的病因病机

中医治病，先要辨证

1. 气滞血瘀

因外伤或劳损而发病，多发生于损伤早期，局部肿胀、刺痛、痛有定处，出现青紫血斑（或较大血肿），关节活动受限。舌质紫暗或有瘀斑，脉涩弦。治当行气活血，化瘀止痛。方用桃红四物汤加减。

2. 血虚寒凝

多为损伤后期或慢性软组织损伤。以局部疼痛为主，轻度肿胀及压痛，如在关节附近则影响关节的活动。筋络拘急，疼痛遇寒加重，舌质淡红，脉沉细无力。治宜益气活血，散寒止痛。方用独活寄生汤汤加减。

颈部扭挫伤的大医之法

大医之法：祛风行气，舒筋活络方

搜索

（1）何氏正骨方

中药外敷方：川芎、桃仁、红花、葛根、血通、枳壳、木香、陈皮、厚朴、小茴香各60g，赤芍、紫荆皮、续断、骨碎补、泽兰各90g，防风、白芷、土鳖虫、海马各30g。

中药内服方：当归15g，川芎、木通、枳实、延胡索、泽兰、狗脊、红花、三七、青皮、香附、乳香、没药、姜黄、甘草各6g，生大黄3g。

用法：中药外敷方，按比例配合加工成粉末后，再加适量白酒，凉开水各半调成糊状，外敷，隔日1次。内服方药正常煎服。

功效:祛风行气,活血通络。

主治:颈部扭挫伤之气滞血瘀,经络不和。

（2）少林寺秘方

药物组成:红花、刘寄奴各6g,凤仙花、野菊花、桃枝、柳枝、青杨枝、槐树枝各30g。

功效:活血化瘀,舒筋活络。

主治:颈部扭挫伤之气滞血瘀,经脉不和。

[赖镭成. 实用伤科典籍. 北京:人民卫生出版社,2009:485～486]

大医有话说

何氏两方中均含有祛风行气,活血通络之药物,重在行气活血,通络止痛,为何氏正骨的经验方。少林寺秘方为少林寺历代武僧治疗颈部扭挫伤的验方,方中凤仙花、野菊花具有清热凉血的功效,适用于初期之扭挫伤,桃枝、柳枝、青杨枝、槐树枝活血通络止痛,诸药合用,共奏活血化瘀,舒筋活络之功效。

第12章 选对方药，帮你摆脱落枕不落病根

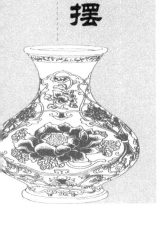

落枕，又称失枕，多因睡姿不良引起，睡起后颈部疼痛，活动受限，似身虽起而颈尚留于枕，故名落枕，好发于青壮年，冬春两季多发。

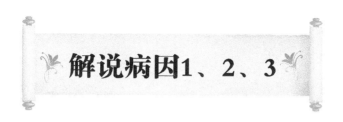

解说病因1、2、3

1. 局部肌肉持续牵拉

睡觉时姿势不良，头颈过度偏转，或睡眠时枕头过高、过低或过硬，使局部肌肉处于长时间紧张状态，持续牵拉而发生静力性损伤。

2. 风寒侵袭

颈背部遭受风寒侵袭也是常见原因，如严冬受寒，盛夏贪凉，风寒外邪使背部某些气血凝滞，经络痹阻，僵凝疼痛，功能障碍（图 12-1）。

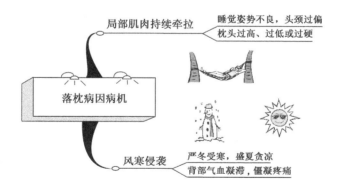

图 12-1 落枕的病因病机

中医治病，先要辨证

1. 风寒阻络

多为风寒之邪袭表所致，头痛头重、颈项强硬、转头不利、颈肌僵硬或痉挛，肌肤麻木，恶寒怕风，并伴有肩背四肢疼痛，尤其以上肢为主，舌淡红，苔白，脉弦紧。治当解肌发表、润脉舒筋。方用桂枝加葛根汤加减。

2. 气滞血瘀

多为睡姿不良引起，颈肩肢体麻木、疼痛，疼痛多为刺痛，拒按，固定不移，肌肉萎缩，指端麻木，伴有头晕耳鸣，胸闷胸痛，肌肤甲错，面色无华。舌质紫暗有瘀斑，脉弦涩。治宜活血祛瘀，行气止痛。方用血府逐瘀汤加减。

落枕的大医之法

大医之法：祛风除湿散寒方

搜索

(1) 王立新验方

药物组成：葛根 30g，桂枝 15g，麻黄 6g，炙甘草 6g，白芍 12g，川芎 12g，生姜 3 片，大枣 8g，羌活 10g，白芷 10g，细辛 4g。

用法：上方每日 1 剂水煎服，再煎分 2 次早、晚分服，药渣乘热装入事先准备好的布袋内，熨敷患处，每日 2 次，每次 15 到 20 分钟，3 日为一疗程。

功效：祛风除湿散寒，舒筋活络。

主治：落枕，风寒湿邪束表。

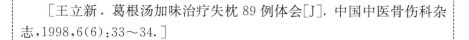

[王立新．葛根汤加味治疗失枕 89 例体会[J]．中国中医骨伤科杂志,1998,6(6):33～34.]

大医有话说

《伤寒论》曰："太阳病,项背强几几,无汗,恶风,葛根汤主之。"本病为太阳伤寒证,兼见项背强几几,为风寒外束,太阳经气不疏,阻滞津液不能敷布,以致太阳经脉失于濡养,太阳经气不疏则气血闭阻于颈项,不通则痛,故见项背疼痛,寒主收引,故见拘急不能转侧,葛根汤是治疗太阳项背强几几的方剂,方以桂枝汤加麻黄,增强发汗驱寒,加葛根升津疏经,并助麻黄、桂枝解表,驱寒,羌活上行发散,除在表之风寒湿。

(2)代传伦验方

药物组成:羌活 15g,川芎 10g,姜黄 10g,葛根 12g,威灵仙 12g,白芍15g,甘草 10g。

用法:上方每日 1 剂,将中药置于准备好的布袋内,袋口扎紧置于锅中,放入清水浸没药袋,煮沸 30 分钟,乘热将毛巾浸透搅干后折成方形或长条形敷于患部,待毛巾欠热时即用另一毛巾换上,两条毛巾交替使用,每次热敷20 到 30 分钟,每天热敷 2 次,适时配合颈部转动。

功效:散寒除风,活血疏络。

主治:落枕,风寒在表。

[代传伦,陈国良．中药热敷治疗落枕 126 例[J]．贵阳中医学院学报,2003,25(3):18.]

大医有话说

中药热敷是热敷疗法和药物疗法的有机结合,运用中药热敷可使局部具有药物和热敷的双重作用,加速局部血液循环,消炎止痛,缓解肌肉的紧张和痉挛,用后病人多有舒适感,患者乐于接受。方中羌活气味雄烈,长于祛风湿,又可通利关节而止痛,用川芎辛温香串,能上行巅顶,下行四海,旁通四肢,外致皮毛,为活血行气之良药,姜黄辛苦而温,外散风寒,内行气血,有活血通经,行气止痛,祛风疗痹之功效,葛根解肌止痛,威灵仙辛散能行,能通十二经,既可祛在表之风,又可化在里之湿,通经达络,可导可宣,白芍、甘草酸甘化阴,可缓筋急,药性守而不走,纵观全方,可达祛风除湿,通络止痛之效。

第13章 "腰"健康，不"腰"劳损

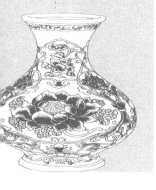

　　腰肌劳损是指腰骶部肌肉、筋膜以及韧带等软组织的慢性损伤，导致局部无菌性炎症，从而引起腰臀部一侧或两侧的弥漫性疼痛。本病又称腰臀肌筋膜炎或功能性腰痛，属祖国医学称为腰痛、痹症范畴，是腰腿痛中最常见的疾病。临床主要表现为腰部酸痛，时轻时重，反复发作，劳累时加重，休息后减轻。弯腰工作困难，弯腰稍久则疼痛加重，常喜用双手捶腰，以减轻疼痛。患者多有腰部过劳或不同程度的外伤史，少数患者可有骨质增生或脊柱畸形。

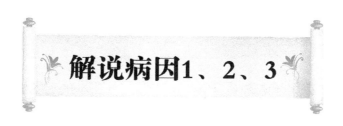

解说病因1、2、3

原因较多,常见的有长期从事腰部持力或弯腰活动者,以及长期腰部姿势不良者,都可引起腰背部肌肉筋膜劳损,或者筋膜松弛,或有慢性的撕裂伤,或者瘀血凝滞,以致腰痛难愈。亦有腰部急性扭挫伤之后未能获得及时有效的治疗,或者不彻底,或反复轻微损伤,因损伤的肌肉筋膜发生粘连,迁延而成慢性腰痛。

亦有平素体虚,肾气虚弱,外感风寒湿邪,留滞肌肉筋膜,以致筋脉不和,肌肉筋膜拘挛,经络痹阻,气血运行障碍而致慢性腰痛。

腰椎有先天畸形和解剖缺陷者,如腰椎骶化,椎弓根崩裂、腰椎滑脱,以及各种原因所致的胸腰段脊柱畸形,如腰椎压缩性骨折所致的腰椎后凸畸形,都可引起腰部肌肉失衡,造成腰部肌肉筋膜的劳损(图 13-1)。

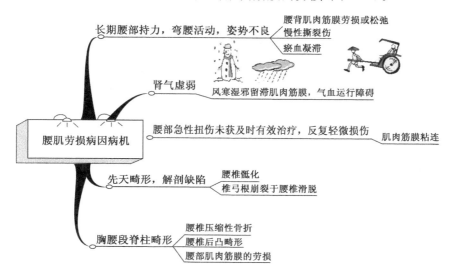

长期腰部持力,弯腰活动,姿势不良 → 腰背肌肉筋膜劳损或松弛 / 慢性撕裂伤 / 瘀血凝滞

肾气虚弱 → 风寒湿邪留滞肌肉筋膜,气血运行障碍

腰肌劳损病因病机

腰部急性扭伤未获及时有效治疗,反复轻微损伤 → 肌肉筋膜粘连

先天畸形,解剖缺陷 → 腰椎骶化 / 椎弓根崩裂于腰椎滑脱

胸腰段脊柱畸形 → 腰椎压缩性骨折 / 腰椎后凸畸形 / 腰部肌肉筋膜的劳损

图 13-1 腰肌劳损的病因病机

中医治病，先要辨证

1. 寒湿型

症见腰部酸冷沉重疼痛,喜暖恶凉,热敷后可减轻,遇冷及阴雨天
疼痛加重,舌苔白腻,脉沉或迟缓。治宜祛寒除湿,温通经络。方用甘
姜苓术汤加减。

2. 湿热型

症见腰部胀痛,伴有灼热感,喜凉恶热,热敷后疼痛不减轻,小便短赤,
舌苔黄腻,脉濡数。治宜清热利湿,舒筋通络。方用四妙散加减。

3. 血瘀型

症见腰部疼痛,部位固定,疼痛较剧,痛处拒按,舌质紫黯或有瘀斑,脉
沉或涩,治宜化血化瘀,通络止痛。方用血府逐瘀汤加减。

4. 肾虚型

症见腰部酸软疼痛,劳累加重,休息或卧床后减轻,伴耳鸣眼花,腿膝酸软,
舌淡红,苔白,脉弱无力。治宜补肾强筋,舒筋活络。方用独活寄生汤加减。

腰肌劳损的大医之法

大医之法一:急性期活血止痛化瘀方

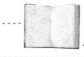

(1)张明金验方
药物组成:麻黄 15g,黄芩 10g,车前子(布包)10g,甘草 10g。

用法:水煎 2 次,取汁 500ml,分 2 次温服,每日 1 剂.服药后取微汗,以助药力发散。

功效:行气活血止痛。

主治:腰肌劳损急性期。

[张明金.自拟麻黄车甘汤治疗急性腰扭伤 80 例[J].吉林中医药,1995,3:21]

大医有话说

方中麻黄辛温微苦,入肺、膀胱经,故本品能宣肺发汗,温化膀胱经气而行水.车前子,味甘淡而气寒,淡渗清利,性能降泄.两药合用,能宣能泄,相互制约,相辅相成,可改善局部微循环.使气机畅行,瘀血消散,损伤得以修复.唯嫌麻黄辛湿发散太过,故佐以黄芩,黄芩苦寒燥湿,既制麻黄之辛散太过,又扩张外周(尤其外伤局部)血管.使以甘草,调和诸药,缓急止痛.全方辛苦寒温相配,能宣能泄,能散能降,宣散而不太过,共成宣发气机,行水活血之功,

使水行而瘀散,瘀血散而经络通,气血畅行,疼痛自除。

(2)诸方受验方

药物组成:青木香、制香附、泽兰、玄胡索、制乳香、炒白术各 10g,桑寄生、当归尾各 12g,红花 6g,甘草 3g。

用法:每日 1 剂,连服 3~5 剂。

功效:利气和络。

主治:腰肌劳损急性期。

对于中老年患者合并有腰椎骨质增生者,常用温肾宣痹汤为主方,组成:淡附片 10g、山萸肉 10g、明天麻 10g、北细辛 6g、川桂枝 10g、制狗脊 10g、白茯苓 12g、生苡仁 15g、炒白术 10g、广木香 10g、泽泻 10g、青风藤 12g、玄胡索 10g、生甘草 10g。每日 1 剂,连服 5 剂。功效:温经通阳,除痹止痛。

[诸方受.急性腰扭伤诊治琐谈[J].江苏中医,1999,20(10):3~4]

大医有话说

诸老治疗腰肌劳损急性期,不仅仅应用中药内服,还强调手法、针灸等综合治疗。温肾宣痹汤重用温补之剂,如附子、细辛、狗脊、桂枝等,充分体现诸老治疗痹证重在温补的理念。以附片、桂枝益肾助阳,宣痹散寒,温经通络为主药;伍以狗脊、天麻、细辛祛风散寒湿;白术、茯苓、薏苡仁、泽泻渗湿宣痹,燥湿益气;佐木香以疏通气机,宽中健运;甘草缓急止痛,调和诸药。

(3)郭焕章验方:加味桃红四物汤

药物组成:桃仁、红花、当归、川芎、赤芍、川断、杜仲、木瓜、羌活各9克,甘草、制乳香、制没药、川军各6克,黄酒适量。

功效:泻下逐瘀,活血止痛。

主治:腰肌劳损急性期。

[郭景哲,党彦峰.郭焕章名老中医治疗急性腰扭伤经验[J].青海医药杂志,2012,42(2):75~76]

大医有话说

郭老治疗腰肌劳损急性期亦强调手法、针灸、内服中药等综合治疗,以手法为主并辅以内服中药和针刺,治疗由于急性腰扭伤所引起急性腰痛症的腰部疼痛及预防出现便秘情况,方法简单、简便易行、见效快、疗效高、安全可靠。加味桃红四物汤以熟地滋养阴血、补肾添精,为君药,当归兼有补血、活血、养血作用,用为臣药,佐以赤芍活血祛瘀、川芎活血行气;并应用桃仁、红花加强活血化瘀之力;配以川军引血下行。诸药合成,不仅能祛血分瘀滞,又能解气分之郁结,活血而不耗血,祛瘀又生新,使瘀去气行而病愈。

(4)郭春园验方:三七散外敷

药物组成:三七、当归、川牛膝、土鳖虫、川芎、乳香、没药、续断、龙骨、血竭、自然铜、孩儿茶、木瓜。

用法:将上述中药加工成细粉,以鸡蛋清调制成糊状,平摊于布上,储存于冰箱中备用,使用时外敷于腰部。每日2次,7天个疗程。

功效:活血化瘀,消肿止痛。

主治:腰肌劳损急性期。

［高迪，杨泽晋．三七散外敷治疗急性腰扭伤的前瞻性随机对照研究［J］．深圳中西医结合杂志，2012，22(2)：112～113］

大医有话说

方中三七、当归、川牛膝疏通经脉，祛瘀生新；土鳖虫、川芎活血通经，散瘀止痛；乳香、没药活血止痛，消肿生肌；续断、龙骨、血竭、自然铜续筋接骨；孩儿茶、木瓜止血生肌、缓急舒筋。诸药相伍，直接作用患部，使药物直接由皮肤汗腺渗入，直达病所，在药物的作用下局部血液循环加快、毛细血管扩张，改善损伤部位的微循环。从而缓解局部充血水肿引起的疼痛，改善局部韧带组织的痉挛，促进炎性物质的吸收和局部水肿及肿块消退，以达到消除肿胀的目的。

大医之法二：迁延期温经通络，活血散瘀方

搜索

(1)丁炎林验方

药物组成：大熟地 30g，生麻黄、生甘草各 6g，肉桂 3g，鹿角胶（另样）20g，白芥子 8g，炮姜炭 10g。

加减：腰痛连臀至膝者加怀牛膝、络石藤；兼热象者去炮姜、肉桂，加丝瓜络、木瓜、黄柏、留行子；呈刺痛状加当归、九香虫、地鳖虫；痛势绵绵、畏寒者加用仙灵脾、仙茅、金毛狗脊。

用法：水煎服旧 1 剂。7 日为 1 疗程。

功效：温肾暖经，散寒通滞。

主治：慢性腰肌劳损。

［丁炎林，马建太．阳和汤治疗慢性腰肌劳损 60 例［J］．浙江中医杂志，2002，8(7)：210］

大医有话说

中重用熟地温补营血;鹿角胶填精补髓、强筋健骨;炮姜温中散寒,能入血分,引熟地、鹿角胶直入筋骨血络,以竟其功;肉桂入营,麻黄开腠达表,白芥子祛痰通络,共成解散之功,以宣熟地、鹿角胶之滞;甘草协和诸药。全方补而不腻,辛而不燥,温中有通,故获良效。

(2)祝方鉴验方

药物组成:麻布七、猴子七、制马钱子、制川乌、制草乌、山慈姑、全蝎、两头尖、见血飞、川牛膝、雪上一枝蒿、土鳖虫、制乳香、制没药、麻黄、僵蚕、制鹿筋、骨碎补、麸炒枳壳、甘草。

用法:川牛膝、骨碎补、甘草、麻黄加水煎煮2次,浓缩至适宜量加入淀粉,制成10%的淀粉浆备用;其余药物粉碎,过筛,混匀,加入上述淀粉浆,制成颗粒,干燥,压制成片,每片重0.3g,即得。

功效:祛风通络,活血养血,补肾强筋。

主治:慢性腰肌劳损。

[祝天翔,周士华,祝中良,等.麻布七止痛片治疗腰肌劳损100例[J].中医研究,2010,23(1):49~50]

大医有话说

本方中麻布七能疏风除湿、理气止痛;川牛膝、鹿筋,能活血补肝肾、强筋骨;制马钱子、全蝎能通络散结止痛;雪上一枝蒿、制川乌及制草乌能祛风湿、散寒止痛;骨碎补,补肾活血;山慈姑能散结、解毒;枳壳能破气消积、化痰除痞;土鳖虫,能破血逐瘀、续筋接骨;僵蚕能祛风止痛、解毒散结;麻黄性温,能温散寒邪;制乳香、制没药及猴子七能活血消肿止痛;见血飞,可祛风散瘀止痛;两头尖,能祛风湿消痛肿;甘草能缓急止痛并调和方中诸药,缓和雪上一枝蒿药性。诸药合用,具有疏风除湿、通络止痛、活血逐瘀,养血补肾强筋的功能。

(3)肖桂兰熏蒸验方

药物组成:生川乌、生草乌、防风、苍术、透骨草、海桐皮、花椒、桂枝各30g,细辛、红花、川芎各20g,威灵仙、葛根、鸡血藤各40g。

加减:素体肝肾阴虚,加熟地、山茱萸、菟丝子各20g,素体肾阳亏虚,加肉桂、制附子、巴戟天各 20g。

用法：将以上药物加工成粗粉，装入布袋中，熏蒸治疗采用 JY2.ⅣB 型中药汽疗仪，将所选药物放入贮药舱，加清水 5L，接通电源，待药液汽化后，控制治疗舱内平台温度为(40±2)℃，患者仰卧，让药汽缓慢熏蒸腰部，时间为(30±5)分钟，每日 1 次，10 次为 1 个疗程。

功效：温经散寒，调气和血。

主治：慢性腰肌劳损。

［肖桂兰，王得梅．中药熏蒸治疗腰肌劳损 38 例［J］．江西中医药，2009，40(8)：35～36］

大医有话说

中医学认为"腰为肾之府"，腰肌劳损"劳伤于肾"为本，"动伤经络，又为风冷所侵"是诱发因素，"血气相搏"为病机，腰痛为病候。采用熏蒸治疗本病，可以疏通腠理，温经散寒，调气和血。方中生川乌、生草乌散寒止痛；细辛、花椒、桂枝温经通络；防风、海桐皮、威灵仙祛风利湿；红花、川芎、鸡血藤活血化瘀、理气止痛；葛根解表利湿；苍术燥湿健脾。上方中药经煮后，药物有效成分借水蒸气的热力蒸发，可直接作用于腰部肌表，祛风除湿，散寒止痛，活血通络。同时由于温热作用，刺激血管扩张，血液及淋巴循环加强，组织营养改善，并可提高肌张力，加速疲劳恢复。

(4)李新义外敷验方

药物组成：蜈蚣 10g，制川乌 5g，制草乌 5g，乳香 5g，没药 5g。

用法：研细末，用蜂蜜调制成膏状，摊在蜡纸或布上备用。使用时外贴痛处，1 次 12 小时，每日 1 次，10 天为 1 个疗程，连贴 1～3 个疗程。

功效：温经通络，软坚散瘀。

主治：慢性腰肌劳损瘀血型。

［李新义，刘京合．自制软坚止痛贴外贴治疗瘀血型腰肌劳损 226 例［J］．中医外治杂志，2009，18(6)：15～16］

大医有话说

　　乳香辛苦而温,香烈走窜,善消瘀血,通经络舒筋骨,开通力大但不甚耗伤气血;没药辛苦性平,可散可通,散瘀血消肿结。《医学衷中参西录》曰:"乳香、没药二药并用,为宣通脏腑、流通经络之要药,故凡心胃胁腹肢体关节诸痛皆能治之。"川乌、草乌二药味辛大热,功善温经散寒止疼,主治风寒湿痹、四肢拘挛之症。上诸药辅以动物之剂蜈蚣,加强其走窜之力,使诸药行表达里无所不至。

第14章 与中医联手，巧妙突击腰椎间盘突出

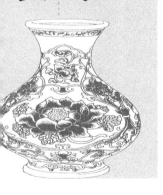

　　腰椎间盘突出症是因腰椎间盘纤维环破裂，髓核组织的突出压迫了一侧或两侧腰骶神经根而引起的一系列症状和体征。腰椎间盘突出症发生部位以腰4—腰5，腰5—骶1椎间盘突出最为常见，好发于青壮年。现代医学把腰椎间盘突出分为：①腰椎间盘膨出：即纤维环没有完全破裂，髓核从破损处凸出压迫神经根。②腰椎间盘突出：纤维环破裂，髓核从破裂处挤出，压迫神经根。③腰椎间盘脱出：纤维环破裂，髓核从破裂处挤出后，突破后纵韧带，游离到椎管，压迫神经根脊髓。

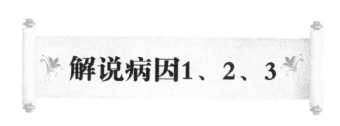

解说病因1、2、3

我国传统医学认为肝肾亏虚，筋骨懈惰是引起腰椎间盘突出症的主要原因，外伤、外邪是导致椎间盘突出的外因。

1. 肝肾亏虚

慢性劳损，劳伤肝肾，肝肾亏虚，气血不足，骨髓空虚，筋失温养，筋骨懈惰而引起椎间盘退变，发为本病。

2. 气血瘀滞

外伤筋骨，脉络破损，血溢壅阻，筋膜错位，气血瘀滞，经气不通，发为本病。

3. 外邪侵袭

风寒湿邪侵袭，筋挛膜凝，筋失温养，痰湿壅阻，经气失畅，发为本病。每个椎间盘由纤维环、髓核、软骨板3个部分组成，有稳定脊柱，缓冲震荡等作用。随着年龄的增长以及不断遭受挤压、牵引和扭转等外力作用，使椎间盘逐渐发生退化，这是造成腰椎间盘突出症的内因。椎间盘突出症之所以易于发生在腰部，是由于腰椎的负重量及活动度较胸椎为大，尤其腰4—腰5及腰5—骶1之间，是全身应力的集中点，负重及活动度更大，故最易引起腰椎间盘突出。生活与劳动时弯腰很多，在外力的作用下，髓核长期挤向后侧，使后方纤维环长期受到很大的张应力，易发生向后方突出。但正中有后纵韧带加固，故容易发生纤维环破裂和髓核向一侧或两侧的后外侧突出。若后纵韧带也已退变，则也可向后侧中央突出。只有后外侧和后侧中央突出才有神经根被压，症状明显，而前方或侧方突出可无明显症状而不引人注意。

急性垂直暴力，也可使髓核突破软骨板，进入椎体，被称为许茂氏（Schmorl's）结节。少数患者腰部着凉后，引起肌肉张力增高，导致椎间盘内压升高，而促使已有退行性变的椎间盘突出。

腰椎间盘突出的过程：正常椎间盘→退变早期→后侧纤维环少许纤维断裂→向后外侧膨出→纤维环小口径破裂，椎间盘突出→纤维环大口径破裂，椎间盘突出→体核脱出，进入椎管→全盘退变→向四周膨出或突出，椎间隙狭窄，椎体缘唇样增生。膨、突向椎管内的髓核或纤维环裂片刺激或压迫纤维环外层回返神经时，可表现为腰、骶、臀部的感应痛。突向椎管内的髓核或纤维环裂片若压迫腰、骶神经根时，则可表现为一侧或双侧的坐骨神经或股神经受压症状和体征。纤维环破裂、椎间盘突出后，局部可因破裂组织释放的组织胺所引起的化学性炎症，与体循环隔绝的髓核组织的突出所引起的自身免疫性炎症，和由压迫坐骨神经根所引起的创伤性炎症作用而使临床症状加剧。久之，神经根将与破裂口突出物发生粘连和纤维化，使该神经发生持久性的感觉和运动功能障碍（图 14-1）。

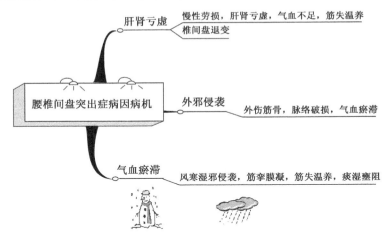

图 14-1　腰椎间盘突出症的病因病机

中医治病，先要辨证

中医认为，腰部长期劳损必耗伤肝肾，损伤气血，使腰府空虚，筋骨经脉失养，骨弱筋软支撑无力，风、寒、湿邪乘虚而入，痹阻经脉，凝滞气血。久之，痰浊瘀相搏结，致经脉气血瘀阻不通，故腰腿痛缠绵难愈。临床常见的证型有以下几种：

1. 肝肾亏虚型

腰部疼痛，腿膝麻木无力，劳累加剧，卧则减轻。偏肾阳虚则伴有畏寒，肢冷，舌淡，脉沉细；偏肾阴虚则腰腿夜间酸楚疼痛较著，舌红少苔，脉细数。方用左归丸加减。

2. 风寒湿痹型

腰腿部冷痛重着，转侧不利，麻木加重，遇阴雨天疼痛加剧，苔白腻，脉沉而迟缓。方用独活寄生汤加减。

3. 瘀痰蕴阻型

临床主要表现为腰腿麻痛俱重，症状反复发作，缠绵不愈。疼痛特点为腰部压痛明显，拒按。舌红边尖有瘀点，苔白厚腻或黄腻，脉沉弦涩。方用柴胡陷胸汤（图 14-2）。

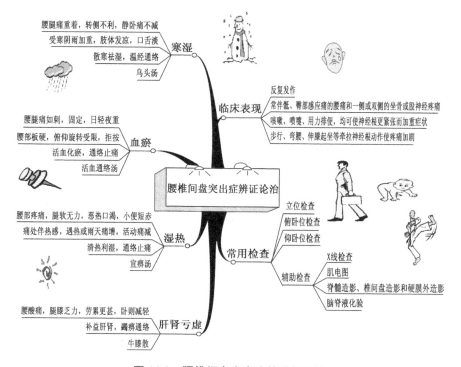

图 14-2 腰椎间盘突出症的辨证论治

腰椎间盘突出症的大医之法

大医之法一:活血化瘀通络方

搜索

（1）崔公让自拟祛痹通络方

药物组成:羌活 20g,狗脊 20g,黄芪 20g,熟地 20g,川断 20g,乌蛇 15g,蜈蚣 3 条,制马钱子 1.5g,甘草 10g。

功效:祛风湿,强筋骨,止痹痛,益肝肾。

主治:腰椎间盘突出症寒湿阻络型。

> ［崔公让.自拟祛痹通络方治疗腰椎间盘突出症[J].辽宁中医杂志,2011,38:(8):1510～1511]

大医有话说

　　方中狗脊既可散风寒湿邪,使气血通畅而关节通利,又能补肝肾强腰膝;羌活辛、苦、温,有较强的祛风湿、止痹痛的作用,二者合为君药。黄芪为补中益气要药;熟地为滋补肾阴、养血补虚要药;川断甘温助阳,辛以散瘀,兼可补益肝肾,强筋健骨,通利血脉,三者合为臣药。乌蛇甘平,归肝经。祛风通络,用于风湿痹痛,蜈蚣为虫类药物,味辛性温,走窜通行,搜风通络。马钱子始载于《本草纲目》,善于搜风除湿,通络止痛,是治疗风湿顽痹痛麻木不仁的要药。其具有剧毒的特征,限制了其临床的应用,所谓“毒药猛剂善起沉疴”,崔老对制马钱子的常用剂量是 1.5～2.0g,但使用前必须经过严格的炮制,三者合为佐药,甘草调和诸药,缓和药性。诸药合用,共成益肝肾,祛风湿,强筋骨,止痹痛之剂。

（2）杨卫明验方

药物组成:炒牵牛子 6g,炒牛蒡子 20g,当归 30g,白芍 30g,川断 30g,狗脊 30g,石楠叶 30g,杜仲 20g,羌独活各 15g,细辛 3g,汉防己 15g,白僵蚕 15g,广地龙 15g,制马钱子 0.6g,生黄芪 60g。

用法:每日 1 剂,水煎,早晚 2 次口服,3 周为 1 个疗程。治疗期间要求卧床休息。3 周后可起床,腰围保护 3 个月。

功效:活血化瘀、利水消肿、祛风通络,补肝肾,强筋骨。

主治:腰椎间盘突出症。

[杨卫明,韩国栋.自拟逐水祛瘀汤治疗腰椎间盘突出症的临床观察[J].湖南中医药大学学报,2007,27(6):60～61]

大医有话说

取炒牵牛子、炒牛蒡子逐水豁痰消肿,通十二经络,《本草纲目》谓牛蒡子能散结除风和腰膝凝滞之气。辅以当归、白芍、川断、狗脊、石楠叶、杜仲、羌独活、细辛、汉防己、白僵蚕、广地龙、制马钱子、生芪补气活血,益肾壮督,祛风通络,散寒止痛。

(3)楚志高验方

药物组成:当归 15g,红花 10g,丹参 15g,川牛膝 15g,橘络 10g,青皮 10g,鸡血藤 20g,石菖蒲 10g,威灵仙 15g,木瓜 10g,三棱 10g,莪术 10g,制川乌、草乌各 10g(先煎),炙甘草 10g。

功效:活血通络,止痹痛。

主治:腰椎间盘突出症。

[楚志高,杨德俊.自拟活血通络汤治疗腰椎间盘突出症的临床观察[J].中医药导报,2009,16(2):28～29]

大医有话说

本方总以活血、理气、通络为法,方中当归、红花、丹参以活血祛瘀为功,橘络、青皮、三棱、莪术破气,行气,以助血行,鸡血藤、威灵仙、木瓜以通络除痹,川乌、草乌通络止痛,川牛膝一为引经之剂,一为辅助活血通络,甘草调和诸药。

(4)樊宝荣壮腰祛风镇痛汤

药物组成:威灵仙 15 克,杜仲、狗脊、熟地、羌活、独活、秦艽、乌梢蛇各

10克,全蝎、蜈蚣、川乌、草乌各5克。

加减:腿痛仲屈不利加淮牛膝、木瓜、伸筋草、络石藤;有损伤史,局部压痛明显,痛有定处者加当归、红花、桃仁、赤芍;肢体寒湿麻木加苍术、白术、苡仁、茯苓、鸡血藤;病久肌肉萎缩加黄芪、党参。

用法:每日煎服1剂。

功效:祛风散寒、温经通络、舒筋活血、固本扶正。

主治:腰椎间盘突出症。

[樊宝荣.魏氏手法配合"壮腰祛风镇痛汤"治疗腰椎间盘突出症45例[J].上海中医药杂志,1985,8:17～18]

大医有话说

方中杜仲、狗脊补肝肾强筋骨;乌梢蛇、全蝎、蜈蚣、川乌、草乌、威灵仙、秦艽、络石藤、伸筋草祛风通络,除湿散寒,解痉止痛;茯苓、白术、苍术、苡仁化湿健脾;桃仁、红花、当归、赤芍活血化瘀;黄芪、党参、鸡血藤、熟地补养气血,滋肾养阴,固本扶正,牛膝、木瓜引药下行舒筋活络,共奏祛风散寒、温经通络、舒筋活血、固本扶正之功手法外治,中药内治两者协同作用,故可提高疗效。

(5)吉顺忠自拟腰突饮

药物组成:川断10g,狗脊10g,白芥子18g,片姜黄10g,乳香10g,没药10g,细辛6g,独活10g,杭芍30g,生甘草10g,丹参10g,川芎10g,桂枝9g,土虫10g,蜈蚣3条,枣6枚,姜6片。

加减:伴腿痛者加怀牛膝18g;腰腿困重,舌苔苔腻者加苍术25g,生苡米30g,双侧腰隐痛者,加熟地30g,畏风者加防风10g,如经济条件允许,均加穿山甲6g。

功效:温经散寒,活血止痛。

主治:腰椎间盘突出症。

[吉顺忠.自拟腰突饮治疗腰椎间盘突出症30例[J].光明中医,2003,18(108):57]

大医有话说

方中川断，狗脊温补肾阳，川芎，杭芍，丹参养血活血，片姜黄，乳香，没药，土虫，穿山甲，活血去瘀，因腰骶部均为足太阳膀胱所过，细辛、桂枝、独活、生姜，祛膀胱经之寒。白芥子引药入肌筋处，蜈蚣通络止痛，生甘草缓急止痛。

大医之法二：补益肝肾通络止痛方

搜索

(1)张惠生自拟活血壮骨饮

药物组成：狗脊 10g，毛姜 10g，川断 10g，杜仲 10g，威灵仙 15g，鸡血藤 15g，秦艽 10g，防风 10g，白花蛇 10g，血竭 6g，地龙 10g，土元 10g，透骨草 15g，桑寄生 10g，当归 10g，川芎 10g。

加减：肾阴虚者加六味地黄汤加减；肾阳虚者加金匮肾气丸加减；脾虚湿胜者加独活寄生加减；气滞血瘀加桃红四物汤加减。

功效：补益肝肾，强筋壮骨，祛瘀止痛。

主治：腰椎间盘突出症肝肾亏虚型。

[张惠生．自拟活血壮骨饮治疗腰椎间盘突出的临床观察[J]．中国社区医师（医学专业），2011：13（279）：28～29]

大医有话说

方中狗脊性味苦、甘、湿，祛风湿，补肝肾，强腰膝；威灵仙性味辛、咸，温，祛风湿，通经络，消骨哽；秦艽性味苦、辛，微寒，祛风湿，舒筋络，退虚热，清湿热；防风性味辛、甘，微温，祛风解表，胜湿止痛，解痉；桑寄生性味苦、甘，平，祛风湿，补肝肾，强筋骨；毛尖性味苦，湿，活血续筋，补肾强骨；川断、杜仲性味苦、甘、辛，微湿，补肝肾，续筋骨；白花蛇性味甘、咸，温，祛风通络，定惊止痉，是为君药；血竭性味甘、咸，平，活血疗伤，止血生肌，是为臣药；鸡血藤性味苦、甘、湿，行气补血，活血调经，舒筋活络；地龙性味咸，寒，清热息风，通络，用于热痹之关节红肿疼痛、屈伸不利；土元性味咸，寒，破血逐瘀，续筋接骨；透骨草性味苦、辛，温，祛风除湿，舒筋活络，活血止痛；佐以甘草，缓解急迫，调和诸药。各药相合，性味相佐，止痛除湿祛瘀之功效显著。

(2)连建共自拟三甲补肾健骨汤

药物组成:炮穿山甲 10g,龟板 20g,鳖甲 20g,鹿角霜 20g,杜仲 20g,巴戟 15g,续断 15g,菟丝子 15g,狗脊 15g,熟地 20g,牛膝 10g,土鳖虫 10g,川芎 10g,威灵仙 12g,伸筋草 30g。

加减:疼痛剧烈者加元胡、制没药乳香,乌梢蛇等;寒湿瘀滞者加制川乌、草乌;湿邪较重者适量加防己、木瓜。

功效:补肾健骨,填髓除痹。

主治:腰椎间盘突出症肝肾亏虚型。

[连建共,廖辉陵.自拟三甲补肾健骨汤治疗腰椎间盘突出症 90 例疗效观察[J].医学信息(中旬刊),2011～1:338]

大医有话说

方药以甲珠、龟板、鳖甲和鹿角霜,起到阴阳双补、补肾健肾之功,佐以濡润宗筋,疏通经络,益精填髓,尤以君药炮山甲主领三甲入骨髓来活血消瘀,沟通任督,同时辅以杜仲、巴戟、狗脊、川断、菟丝子、熟地等药物补肝肾强筋骨,除湿通痹、再以牛膝、三七、土鳖虫、伸筋草、灵仙等药物来驱风除湿、活血通瘀、直达患处。从而使药力发挥最佳效果,可以采用白酒送服,以助药物增强效力,诸药合用从而达到补肾健骨,填髓除痹行瘀之效。

(3)曹贻训验方

药物组成:以当归葛根汤为基本方,药用当归 15g,葛根 15g,川芎 9g,鸡血藤 15g,独活 9g,寄生 15g,丹参 15g,牛膝 9g,白芍 9g,续断 15g,桂枝 9g,全蝎 9g,土鳖虫 9g,地龙 9g,山甲 9g,蜈蚣 2 条,元胡 9g,甘草 6g。

加减:血瘀型加乳香 9g,没药 9g;寒湿型加姜黄 9g,白芥子 9g;湿热型加苍术 9g,薏苡仁 9g;肝肾亏虚型加狗背 9g,杜仲 9g;久病加黄芪 15g,党参 15g。

用法:每日 1 剂,煎取药液约 500ml,分 2 次于饭后 1 小时温服。15 剂为 1 个疗程,服药期间适当休息或理疗。

功效:培补肝肾、益气养血、活血通络、解痉止痛。

主治:腰椎间盘突出症。

[王明喜,高飞,王德才. 当归葛根汤治疗腰椎间盘突出症疗效观察
[J]. 中医正骨,1997,9(6):48]

大医有话说

故本方中以当归、葛根为主药活血化瘀,解痉止痛;以全蝎、蜈蚣、山甲、土鳖虫、地龙等虫类搜剔之品逐瘀通络;以川芎、丹参增加活血之力;以独活、桂枝通经祛邪;以续断、桑寄生、牛膝滋养肝肾;配以白芍、元胡、甘草解肌止痛。综观全方具有培补肝肾、益气养血、活血通络、解痉止痛之功。

大医之法三:中药外治方

搜索

(1)杨家强祖传膏药

药物组成:肉桂 15g,川乌(制)20g,麝香 1g,草乌(制)20g,胆南星 40g,当归 50g,三棱 50g,全蝎尾 2g,冰片 2g,川芎 50g。

用法:上述药物制成膏药,用时取出置于文火上使膏药慢慢溶化,掌握好温度,以不烫伤皮肤为宜,贴在患处的穴位上。为防止皮肤过敏用,"肤疾宁"代替胶布加以固定,1周为1疗程。

功效:活血化瘀、散寒除湿、消肿止痛。

主治:腰椎间盘突出症。

[王志学. 杨氏消肿止痛膏治疗腰椎间盘突出症 82 例. 江苏中医,
1994,15(9):33]

大医有话说

中医认为:"外治之法亦即内治之理,外治之药亦即内治之药。"采用传统的中药外敷、膏药外贴、熏蒸等方法,使药物通过皮肤作为媒介,渗入到病灶,直达病所,同样可以收到显著的治疗效果。方中麝香、冰片芳香开窍、消肿止痛;川、草乌祛风、散寒;肉桂、南星、当归、三棱、全蝎尾、川芎活血散瘀、祛风除湿。全方共奏活血化瘀、散寒除湿、消肿止痛之功效。其气味芳香走窜,渗透性很强,有明显的镇痛、抗炎和改善局部微循环的作用。

(2)杨豪腰突定痛贴

药物组成:当归、红花、乳香、没药、川芎、丁香、元胡、白芷、血竭、冰片、儿茶、酒大黄、独活、肉桂等。

用法:将上述药物利用现代科技手段进行提取加工,按贴剂制备方法制成。外贴腰部肾俞、大肠俞、夹脊穴、腰阳关、阿是穴等穴位。

功效:活血化瘀、行气止痛、祛风散寒化湿。

主治:腰椎间盘突出症瘀血型、寒湿型。

[杨豪,郭会卿,李沛等.腰突定痛贴治疗腰椎间盘突出症疗效观察.中医正骨,1958,10(3):5~6]

大医有话说

祖国医学认为腰椎间盘突出症是于外力伤害致瘀血内停,外加风寒湿邪侵袭,导致脊柱内外阴阳平衡失调,经脉不通,不通而痛,从而产生腰腿疼痛等症状。腰突定痛贴针对以上病因病机由活血化瘀、行气止痛、祛风散寒化湿的药物组成。方中当归辛甘温,能"破瘀血、生新血"(《本草纲目》);川芎辛温为血中之气药,性善走散,能"调众脉,破癥结宿血……消瘀血"(《大明本草》),与当归合用活血行气,疏通血脉为主药;红花辛温,可"活血、润燥、止痛、散肿"(李时珍语),具有活血通经,祛瘀止痛作用;血竭、乳香、没药、酒大黄活血散瘀共为辅药,现代药理研究证明以上药物均具有改善微循环和镇痛抗炎作用;佐以牛黄、丁香、肉桂、白芷、独活、冰片、儿茶温经通络,祛风散寒除湿;使以艾叶散风活血,调和诸药。经特殊工艺制成的巴布贴剂具有载药量大、药效持久等优点,直接贴于突出部位邻近的肾与膀胱经脉穴位上能直达病所,迅速发挥作用,使经脉贯通,气血调畅,重建阴阳平衡。

第15章 对抗腰椎管狭窄症，中药很靠谱

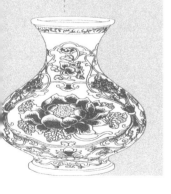

　　腰椎管狭窄症早期通常呈隐匿性、弥漫性、对称性发作，多累及多个椎体，且双侧发病。最早出现的症状为下腰痛和晨僵，活动后缓解。随着时间延长，可出现下腰部、臀部、大腿及小腿不适（通常为痉挛、烧灼感），还可伴有大腿、小腿麻木和麻刺感。有时会出现感觉减退，但并非主要症状。通常会出现部分足下垂或跟腱反射减退，特别是站立或行走过久时，L5和S1神经根支配的肌肉最易受累。腰椎管狭窄症症状在站立和行走（后伸腰椎）时诱发，坐下或屈曲躯体后缓解。腰椎管狭窄症的典型症状为神经源性间隙性跛行，在站立过久或行走后出现疼痛（出现于大腿、小腿感觉麻木和肌力减退后），患者跛行可由刺激性活动中止。

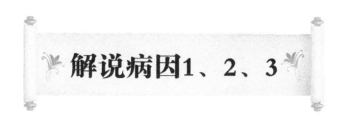

解说病因1、2、3

1. 损伤

损伤致腰椎管狭窄症最为直观，多有明确外伤或劳损史。外伤或劳损后气滞血瘀，腰椎管内组织炎性水肿，抑或致椎管构件移位，导致管腔绝对或相对狭窄，从而压迫马尾、神经根，出现相应临床症状及体征。

2. 外感

外感六淫中与腰椎管狭窄症最为密切的当属"风、寒、湿"，且多杂而为病。"风为阳邪，易袭阳位"，人之脊背由督脉居中，足太阳膀胱经并行督脉两侧，尤属阳位，故风邪好袭该位。"寒为阴邪，其性收引"，且"寒性凝滞"，气血继而瘀滞局部，不通而作痛。再者，寒邪可消阻气血正常的温养功能，使腰部组织失去正常的温煦滋养，而产生局部冷痛，遇寒尤甚，腰部仰伸则略感舒畅。寒邪多与风、湿邪共同致病，临床多辨为风寒、风湿证。"湿为阴邪"，喜袭人身之下部，因此下腰段，骶部是湿邪挟风邪、寒邪所常袭之地。"湿性黏滞，阻遏气机"，气血停滞与湿邪凝聚局部难以祛除，故可见患者久病腰痛，俯仰不舒。湿邪困重，客居腰骶，可见腰部冷痛不舒，如坐湿地，骶尾部总有潮湿阴冷感觉。湿邪还可与寒邪同病，加重收紧疼痛之感，局部畏冷，遇寒则剧。同时，"风、寒、湿（热）"等外邪为病多在正虚基础上，因此，治疗中扶正与祛邪同等重要，这是诊治外感致病的腰椎管狭窄症时必须注意的。

3. 内伤

内伤病因不外气、血、痰、湿，且有虚实之异，主要如下：

117

（1）肾气虚

"腰为肾之府"，若肾气不足以充填腰府，即可见腰部空虚酸痛，转动乏力。肾主一身之气，肾气不足则元气失其濡养之功，故见肢体麻木，乏力之象。

（2）气虚血瘀

多继发于外伤或大病失血之后，其病情迁延不愈，其正气见耗，运血乏力，则血滞脉中，反阻其气运行，日久发病。

（3）痰湿内阻

本证因体内津液运化失司，产生积聚而成，但无论内湿外邪，其性质相同。本证内湿痰饮多因脾肺肾三脏的功能失调所致（图 15-1）。

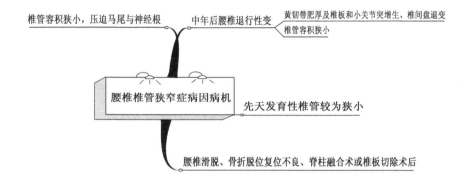

图 15-1　腰椎椎管狭窄症的病因病机

中医治病，先要辨证

中医认为腰椎椎管狭窄症主要病理机制是肾虚不固，邪阻经络，气滞血瘀，营卫不和，以致腰腿筋脉痹阻而出现疼痛。将为腰椎管狭窄症分为肾精不足型、风寒湿阻型、气虚血瘀型、痰湿阻滞四种：

1. 肾精不足证

腰部酸痛，腿膝无力，遇劳更甚，卧则减轻，形羸气短，肌肉瘦削。舌质淡，苔薄，脉沉细。治宜补肾益精。方选左归丸加减。

2. 风寒湿阻证

腰腿酸胀重着，时轻时重，拘急不舒，遇冷加重，得热痛缓。舌质淡，苔白滑，脉沉紧。治宜祛风除湿，温经通络。方选独活寄生汤为主。寒重者以麻桂温经汤为主，湿重者以加味术附汤为主。

3. 气虚血瘀证

腰痛不耐久坐，疼痛缠绵，不能久行久立，一下肢麻木，面色少华，神疲乏力。舌质瘀紫，苔薄，脉弦紧。治宜益气养血、活血化瘀。方选补阳还五汤加牛膝、桑寄生、五加皮。

4. 痰湿阻滞

症见腹膨腰凸，腰腿沉重疼痛，伴下肢麻木微肿，站立加重，卧床减轻，多形体肥胖，胸腹痞闷气短，纳呆，肢体困倦，痰多，舌质淡红，苔腻脉弦滑。治宜理气化湿，祛痰通络。方选二陈汤合牵正散加减（图15-2）。

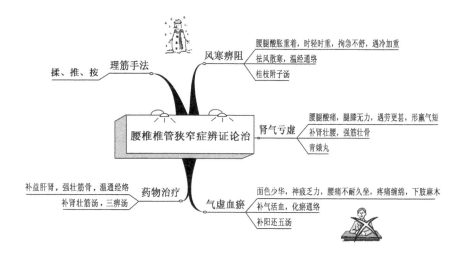

图 15-2　腰椎椎管狭窄症的辨证论治

腰椎管狭窄症的大医之法

大医之法一:行气活血通络方

搜索

赵永刚验方

药物组成:当归 12g,桃仁 12g,桂枝 6g,续断 12g,杜仲 12g,枸杞子 12g,地龙 12g,生黄芪 15g,车前子(包煎)10g。

功效:行气活血通络。

主治:腰椎椎管狭窄症。

[赵永刚.中药组方治疗腰椎管狭窄症 197 例.中国医药,2010,5(5):326]

大医有话说

方中用桂枝以利关节,温经通脉,和营通阳,利水下气,行瘀补中;利用当归主一切风,一切气,养新血;利用杜仲、续断、枸杞子以温而能补,辛而能润,清肝兹肾,益精强阳而补髓;地龙用于痹症,关节痛,经络不利者,与方中当归、生黄芪、桃仁配伍以益气活血,化瘀通络而止痛,与车前子配伍能降压利小便,尤其对那些腰椎管狭窄同时伴高血压的患者更为适宜。

大医之法二:补益肝肾,活血通络,祛风除痹方

搜索

(1)谢国平验方

药物组成:补肾强筋胶囊,药选杜仲、血竭、骨碎补、熟地、全蝎。

用法:口服补肾强筋胶囊,每次 4 片,每天 3 次,2 周为一疗程。

功效：补肝肾，强筋骨，活血通络。

主治：腰椎管狭窄症。

［谢国平，魏凌峰等．补肾强骨胶囊治疗老年退行性腰椎管狭窄症临床观察．山西医药，2010，26（12）：14～16］

大医有话说

补肾强筋胶囊是院内制剂，应用于临床多年，疗效显著。杜仲甘微辛而温，入肝、肾经，补肝肾、强筋骨为君药；补骨脂、骨碎补，苦温入肝、肾、脾经，补肝肾、强筋骨为臣药；熟地甘温滋阴补肾、充骨填髓。全蝎、血竭祛风湿、活血通络，全蝎辛平，入肝经善走窜、循表至里、能穿筋透骨，逐湿除痹止痛。血竭甘咸平，归心肝经，活血祛瘀、止痛，专入血分，散瘀生新。方药药性温和、温而不燥，补中有攻、功补有序、攻补兼顾。

(2)李同生验方

药物组成：黄芪 18g，丹参 18g，当归 9g，杜仲 9g，鹿角片 18g（另包先煎），泽兰叶 9g，苏木 9g，地龙 9g，金毛犬脊 12g，赤芍 9g。

用法：上药入罐，500ml 水浸泡 1 小时左右，先用武火煎至沸腾，再用文火煎取浓缩至 300ml 左右，每天 1 剂，早晚各煎服 1 次。

功效：补益肝肾，通督活血，祛风除痹。

主治：腰椎管狭窄症。

［李强．汤耿民．通督活血汤治疗退行性腰椎管狭窄症．中国中医骨伤科杂志，1990，6（3）：19～21］

大医有话说

本方黄芪用量两倍于当归，乃当归黄芪汤，寓气载血以行，补气生血之意，且当归养血之中，兼能行血活血。金毛犬脊、杜仲祛风湿，补肝肾，强筋骨，直入督脉肾经，为引经之药，功不可没。鹿角片为血肉有情之品，益精血，填骨髓，非此莫属。丹参、泽兰叶、苏木、地龙、赤芍活血化瘀，疏通经隧。地龙唯好下行，通利经络，察赋寒凉，与上述温热之品为伍，有治寒痹热痹的双相效应。丹参、地龙、赤芍化瘀之中，更有略寒之性，监制诸温阳药偏颇之性。纵观全方法度严谨，配伍精当，攻补得宜，补而不腻，通而不散，补益肝肾，通督活血，祛风除痹。

第16章 名医教你完胜骨性关节炎

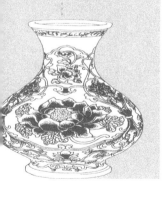

骨性关节炎又称增生性、肥大性或退行性关节炎，老年性关节炎，软骨软化性关节炎等。本病起病缓慢。症状多出现在40岁以后，随年龄增长而发病者增多。女性的发病率高于男性。分为原发性和继发性两种。前者是由于关节软骨变性和关节遭受慢性损伤所致，遗传和体质因素也有一定影响，多发生于中年以后，发病部位多在负重大、活动多的关节，如脊柱、膝、髋、手指等处。后者可继发于先天或后天关节畸形、损伤和炎症之后，可发生于青壮年。

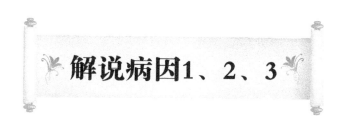

中医学认为中年以后,肝肾两亏,精血不足,筋骨失养,或因慢性劳损伤及筋骨而发为本病。

1. 肝肾不足

筋能束骨,维持关节的活动,骨生髓,为人体的支架。筋的灵活有力、骨的生长发育,均赖肝血肾精的滋养和推动。故肝肾充盈,则筋骨强劲,关节滑利,运动灵活。中年以后,肝肾渐衰,精血渐亏,气血不足,筋骨失养,形体疲极,发为本病。

2. 慢性劳损

长期姿势不良,过度负重用力,更兼气血不和,经脉受阻,致使筋骨失养更甚,伤及筋骨,累及肝肾,使病变加重。肝肾不足、慢性劳损若遭受风寒湿邪内侵,更易发本病。

现代医学认为骨关节炎的主要病变是关节软骨的退行性变和继发性骨质增生。原发性者软骨的退行性变最为显著,多发生于老年人;继发性者指创伤、畸形和疾病造成软骨的损害,从而导致日后的骨关节病变,可发生于任何年龄。产生继发性骨关节病的原因有关节创伤、关节的先天性异常、关节外畸形引起的关节对合不良、关节不稳定和医源性因素。

骨性关节炎的病理变化是关节透明软骨的退行性变,软骨软化、糜烂,最后骨端暴露,继发滑膜、关节囊和肌肉的变化。关节软骨发生软化,失去弹性,软骨的胶原纤维暴露并在关节活动时被磨损,软骨深层发生裂隙,导致关节面上的软骨被擦去,软骨下骨显露。由于不断摩擦,骨面变得很光滑,呈象牙样骨,软骨下骨发生象牙变和增厚,骨质硬化。磨损较小的外围软骨面出现增殖和肥厚,在关节缘形成厚的软骨圈,通过软骨内骨化,形成骨赘,整个关节从而变形。滑膜受刺激而更多地渗出含有较多黏蛋白的滑液,使关节液变得稠厚。关节周围的肌肉因疼痛而产生保护性痉挛,发生挛缩,使关节处于畸形位,关节的活动受到进一步限制,其结果是关节的纤维性强直,但很少会发生骨性强直(图16-1)。

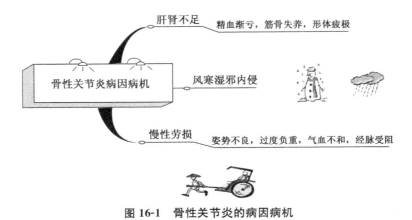

图16-1 骨性关节炎的病因病机

中医治病，先要辨证

1. 肝肾两亏型

中老年多见,关节隐隐作痛,缠绵反复,晨起尤甚,仰俯屈伸、转侧起坐疼痛增加,活动片刻后可稍缓解,但活动过多又症状加重。腰膝酸软,舌淡,苔薄白,脉弦细。偏于肾阳虚者,则面色无华,精神萎靡,腰膝酸软,手足不温,小便清利,舌淡苔薄,脉沉细无力;偏于肾阴虚者,则心烦失眠,口燥咽干,双颧潮红,五心烦热,耳鸣耳聋,小便短赤,苔少舌红,脉细数无力。治宜补益肝肾,通经活络。方选生血补髓汤、独活寄生汤等。偏于肾阳虚者可选用右归丸;偏于肾阴虚者可选用左归丸。

2. 血瘀气滞型

负重过度,用力失当,骨节受损,脉络瘀阻,关节疼痛固定不移,局部压痛明显,关节可见肿胀,活动不利,舌暗,苔薄,脉弦。兼有寒邪者,关节冷痛,喜热恶寒,尤其在气候转冷时,疼痛明显,脉沉紧。治宜活血理气,通络止痛。方选活血止痛汤等。若关节肿胀明显者可合用羌活胜湿汤加减;兼有寒湿之邪者,可酌加桂枝、川椒、羌独活、川草乌等(图16-2)。

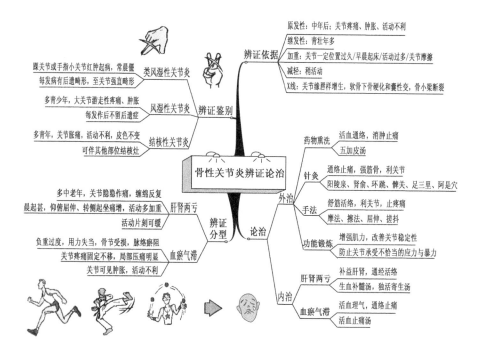

图 16-2　骨性关节炎的辨证论治

骨性关节炎的大医之法

大医之法一:补肾方

(1)潘子毅验方

药物组成:淮山药15g,龟板10g,当归15g,熟地黄20g,制首乌15g,白芍 15g,党参 15g,炒附子 6g,黄柏 10g,锁阳 10g,元胡 20g,独活 20g,白术 15g,炙甘草 6g。

加减:寒盛者加制川乌、制草乌以散寒止痛;关节肿胀明显者加泽兰以除湿消肿;痹久肢体拘挛者加全蝎、细辛以通络止痛。

用法:每日 1 剂,水煎,分 2 次内服。5 周为 1 疗程,治疗周期 1~2 疗程。

功效:补肾活血、通络止痛。

主治:膝关节骨性关节炎。

[庄汝杰,潘子毅,柴殿波.潘子毅骨性关节炎方治疗膝关节骨性关节炎的临床经验.浙江中医药大学学报,2009,33(4):519~521]

大医有话说

中医理论认为:"肾主骨,肾虚则膝软疼痛"、"血瘀络脉不通,不通则痛"。潘老认为 KOA 发病以肾虚为本,瘀结为标;肾虚血瘀为其病理本质。方中锁阳、炒附子温补肾阳,龟板、制首乌滋补肾阴,淮山药、当归、熟地、白芍、白术、党参补气益血、活血化瘀,独活、元胡祛风止痛,黄柏兼使药引经下行,炙甘草调和诸药兼解毒之功效。诸药合用,共奏补肾活血、通络止痛之功。

(2)刘柏龄骨质增生丸

药物组成:熟地 30g(干燥后研取净末 21g),肉苁蓉 20g(干燥后研取净末 17g),鹿衔草 20g,骨碎补 20g(去净毛锉碎),淫羊霍 20g,鸡血藤 20g(锉碎),莱菔子 10g(锉碎)。

用法:取鹿衔草、骨碎补、淫羊蕾、血鸡藤、莱棘子共 90g 放入浓缩缸或大号搪瓷筒内(禁用铁锅),加水 950g,慢火熬沸后再熬 1 小时半,将药液滤出,再加水 750g 如前法将药液滤出。然后将两次药液混合一起滤净去渣,放入缸内浓缩成流浸膏 22g,取出加炼蜜 3g,熟地、肉苁蓉细面和膏调匀,做成药丸,每丸重 2.5 克。每服 2 丸,每日服2~3 次。

功效:补肾,强筋健骨,活血利气止痛。

主治:增生性脊椎炎、颈椎病,跟骨刺、人骨节病以及创伤性关节炎。

[刘柏龄.退行性脊椎炎 1000 例临床分析[J].辽宁中医杂志,1982,9(3):40]

大医有话说

祖国医学认为骨与髓的生长和发展都和肾气的盛衰有关。《素问·五藏生成篇》说:"肾之合,骨也"及《素问·逆调论》说:"肾不生则髓不能满。"说明肾虚是发生骨性关节炎的内在因素。日常劳损的积累是外来诱因,以及年龄、体质与骨的退变也有密切关系。本方以熟地为主,取其补肾中之阴(填充物质基础),淫羊藿兴肾中之阳(生化功能动力),合肉苁蓉入肾充髓;骨碎补、鹿衔草补骨镇痛,加鸡血藤通经行气活血,不但能增强健骨舒筋的作用且能收到通则不痛的功效;佐莱菔子健胃消食理气,以防补而滋腻之弊。

(3)吴登清自拟骨质灵

药物组成:鹿衔草 20g,骨碎补 10g,威灵仙 12g,乌梅 10g,赤芍 10g,白芍 20g,鸡血藤 15g,炙甘草 5g。

加减:肝肾阴虚型加桑寄生、木瓜、川连以补肝肾、强筋骨;寒湿阻滞型加桂枝、制川乌、当归以祛寒通经;气滞血瘀型加乳没、红花以理气活血止痛。按病变部位加减:颈椎病变加葛根、羌活,胸椎加狗脊、炮山甲,腰椎加杜仲、淮牛膝,骶铭关节加当归,膝关节加白芷、桑枝,跟骨加川芎、槟榔,强直性脊椎炎加鹿角通利督脉,并发坐骨神经痛重用白芍滋肝柔筋。

功效:补肾养肝、强筋骨。

主治:骨质增生症。

[吴登清. 自拟骨质灵治疗骨质增生症 628 例[J]. 国医论坛,1994,9(6):19~21]

大医有话说

作者认为本病是由于肾精亏虚,肝血不足,骨刺压迫经络,阻滞血脉超过人体代偿功能引起疼痛而发病,故在治疗时以补肾养肝、强筋骨治其本,活血止痛治其标。方中鹿衔草、骨碎补益肝肾强筋骨,延缓关节软骨退变,抑制骨质增生,威灵仙辛沮,消刺止痛;乌梅酸平入肝,舒筋收敛软坚,并制约威灵仙伤气而助其化刺,协同威灵仙、乌梅抑制骨质增生,赤芍、白芍、鸡血藤养血舒筋缓急止痛。诸药合用,既可消炎止痛,又可破坏骨刺的内环境,改善血液循环,抑制和萎缩骨刺,消除局部增生,是疗效显著的方药。

(4)王世彪骨痹威灵丸

药物组成：威灵仙、乌梢蛇、当归、狗脊、骨碎补、透骨草、防风、血竭、杜仲、桑寄生、川断、土鳖虫、穿山甲等。

用法：将上述药物按制备工艺制成浓缩水丸，每瓶200粒。治疗时每次8～10粒（2～3g），每日3次，用黄酒15ml和开水冲服，连服1月为一疗程。

功效：补肾强骨，祛风除湿，活血通。

主治：骨性关节炎。

> [王世彪，郁俊文，张建军，等. 骨痹威灵丸治疗骨性关节炎临床研究[J]. 中国中医骨伤科杂志，2004，12(3)：41]

大医有话说

骨性关节炎属中医骨痹范畴，目前一般认为是由于机械的影响和酶的改变等综合作用引起，由于关节的机械运动，致使关节面软骨磨损，进而影响其代谢，最终引起磨损处边缘象牙变和增厚，于软骨边缘韧带附着处，形成骨赘，从而影响关节活动。中医认为主要病变在骨，所以称"骨痹"。方中以威灵仙、乌梢蛇祛风除湿，通络止痛为君药，先治其标以止其痛；后以杜仲、桑寄生、骨碎补、狗脊、川断等补肝肾，壮筋骨，祛风湿为臣药，固其本以补肾强骨；以当归、土鳖虫、透骨草、防风、血竭、山甲等为佐使药，佐助君臣之药祛风除湿，活血通络，消肿散结，诸药合用共奏补肾强骨，祛风除湿，活血通络，消肿散结之功效，标本兼治，故治疗骨痹有较好疗效。

大医之法二：健脾方

搜索

江伟达中药关节Ⅲ号

药物组成：黄芪、当归、汉防己、半夏、象贝、茯苓、薏苡仁、甘草及牛膝。

功效：健脾利湿化痰。

主治：膝骨关节炎。

> [江伟达，郑效文，郑清波. 中药关节Ⅲ号方治疗家兔膝骨关节炎实验研究[J]. 中国中医骨伤科，1994，2(1)：1～3]

大医有话说

　　祖国医学认为中年以后,肝血肾精渐亏,气血不足,导致筋骨失养,累及肝肾,湿流注于关节,湿痰互阻,气滞血瘀,不通则痛。本方重用薏苡仁,配以茯苓等健脾利湿化痰,重用益气之黄芪,少用补血之当归.气能生血,为血帅.气血调和则流行不聚,黄芪为甘温之品,补脾气则能生肝气.汉防己专利水消肿,半夏、象贝化痰散结,牛膝引药下行。健脾、利湿化痰为本方的特点。

　　大医之法三:祛邪方

搜索

邢锋自制复方风湿康

　　药物组成:鹿茸、人参、紫河车各15g,蚂蚁30g,白术10g,牛膝10g,白芍20g,当归20g,制马钱子60g,白花蛇5g,全蝎10g,炮穿山甲10g,三七20g,红花10g,天麻10g,川乌10g,防风10g,细辛5g,防己5g,甘草10g,其中马钱子占总量的20%。

　　用法:上药共研极细末,过80目筛,装胶囊,每粒含药0.5g。每日3次,每次2粒,饭后服用。1个月为1个疗程,每疗程间可停服3日,一般用3个疗程,重者可加用1～3个疗程。

　　功效:补肾培本,活血通络。

　　主治:骨关节炎。

　　[邢锋.自制复方风湿康治疗骨关节炎68例临床观察[J].安徽中医临床杂志,1998,10(6):371]

大医有话说

　　方中鹿茸、人参、紫河车、蚂蚁、牛膝、白术、白芍、当归补肝肾,强筋骨,益气血,大补元气以治本。尤其重用性平微温、味酸咸入肝肾经之蚂蚁,为"血肉有情之品",是传统的补肾强壮药,具有补肾养肝及本能的搜剔通络作用,既是滋补佳品,又是通络妙药。有研究证实,被誉为微型动物营养宝库之蚂蚁,含有特殊的高能磷化物和多种微量元素以及大量蛋白质和氨基酸,且能改善血液循环。侧因此重用蚂蚁,一药多用,是符合扶正祛邪这一原则的。在此基础上,重用马钱子通络止痛,张锡纯谓其"开通经络,透达关节之力,实远胜于它药也。"马钱子主要成分为士的宁、马钱子碱,马钱子碱持续镇痛作用强于呢替吮。久病入络,以白花蛇、全蝎、穿山甲等虫类搜风通络定痛,无处不到,直达病所,助蚂蚁、马钱子通络之力;以三七、红花活血化瘀,消肿止痛;以天麻、川乌、细辛、防风、防己祛风散寒除湿以祛邪;甘草调和诸药,并能减轻马钱子之毒性。诸药合用,使肾精充,筋骨强,气血旺,诸邪去,经络通,痹痛除,达扶正祛邪的目的,故用于临床,取得满意疗效。

大医之法四:外洗方

搜索

(1)刘耘中药熏洗验方

药物组成:川乌 30g,细辛 30g,防风 100g,木瓜 60g,透骨草 30g,当归25g,赤芍 25g,白芍 35g,乳香 10g,没药 10g,牛膝 25g,鸡血藤 60g,川芎20g,甘草 15g。

功效:祛风除湿、散寒止痛、活血化瘀。

主治:骨关节炎。

[刘耘.中药熏洗湿敷法治疗骨关节病 73 例临床观察[J].中国中医骨伤科杂志,1997,5(3):31]

大医有话说

中药熏洗湿敷法是祖国传统医学的重要组成部分,有着悠久的历史,该法通过药与热的协调作用,药物直达病所,祛风除湿,散寒止痛,活血化瘀,解痉消肿热能疏松腠理,增加和加快药物的吸收,提高药效。方中川乌、细辛祛风除湿,散寒止痛,温通经络为主药;防风、木瓜、透骨草祛风除湿、舒筋活血,为辅药;佐以当归、赤芍、白芍养血活血、祛风止痛,牛膝、川芎、乳香、没药、鸡血藤行气活血,米醋消散瘀血,共同达到活血化瘀,消肿止痛的目的;白酒温经散寒,活血脉,行药力加强活血止痛之功,又可引诸药直达病所,甘草清热解毒,配白芍解痉止痛,又能调和药性,共为佐使药。诸药配伍,共奏祛风除湿、散寒止痛、活血化瘀之功。

(2)陈广祯验方

药物组成:药用当归 15g、川芎 15g、红花 15g、丹参 12g、苍术 15g、白术 15g、茯苓 15g、半夏 15g、陈皮 12g、防己 12g、牛膝 12g、白芥子 12g。

加减:偏肾阴虚者加熟地 15g、山萸肉 15g;偏肾阳虚者加鹿衔草 15g、仙灵脾 15g、巴戟天 15g;偏气虚者加炙黄芪 15g、党参 15g;偏血虚者加枸杞子 15g、白芍 15g;湿热胜加薏苡仁 15g、草 15g;风寒胜者加威灵仙 15g、徐长卿 15g、秦艽 15g;膝关节肿胀重者加泽兰 15g;疼痛重者加白花蛇 9g。

用法:每日 1 剂,水煎,分 2 次服。药渣用布包裹,趁热敷膝部。10 天为 1 个疗程,一般 3~5 个疗程。

功效:活血化瘀、燥湿化痰。

主治:膝关节骨性关节炎。

[陈广祯,李心沁,梁安民.从瘀血痰湿论治膝关节骨性关节炎[J].中医正骨 1998,10(4):31]

大医有话说

本病属中医的"骨痹"、"痛痹"。或因劳累过度,或因饮食不节,日久则脾胃受损,脾虚失运,湿邪内聚,流注关节,郁久化痰,痰湿阻络,致脉络不通,血液瘀积;或因一次外伤或因长期劳损,致肝肾亏损,筋骨失养,风寒湿邪侵袭关节,阻塞脉络,致血液瘀滞。活血化瘀药之川芎辛温香窜,走而不守,能通达四肢关节为血中之气药。丹参活血化瘀、凉血消肿,适宜因瘀血阻滞引起的肌肉、关节疼痛等症。红花辛散温通,有活血通经、祛瘀止痛之功,对跌打损伤、瘀血肿痛最为常用。瘀血祛,气血通畅,筋骨关节得以濡养,通则不痛,荣则不痛。燥湿化痰药之苍术主运脾,白术主健脾,二者皆能化湿。云苓甘淡而平,甘则能补,淡则能渗,既能补益心脾,又能利水渗湿。半夏辛温行水湿,水湿去则脾健而痰湿自消,脉络通畅。故以活血化瘀、燥湿化痰为主进行治疗,佐以引经药怀牛膝、防己,二药尚有明显的祛风湿通经络作用。

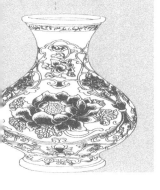

第17章 名医名方帮你轻松告别骨质疏松症

　　骨的单位体积内骨组织数量的减少称为骨质疏松，而以全身性骨痛为主要症状的原发性骨质疏松，临床上一般称为骨质疏松症。它是一种老年人常见的骨代谢性疾病。历代中医无此病名，根据临床表现其应属"虚痨"范畴。骨质疏松可以是原发性的，也可以是继发性的，还有局限性的。原发性骨质疏松是指老年性骨质疏松和妇女绝经期后的骨质疏松；继发性骨质疏松是继发于其他疾病而发生的骨质疏松，可继发于甲状腺机能亢进症、甲状旁腺机能亢进症、肾上腺皮质机能亢进症、慢性关节炎等疾病；局限性骨质疏松主要见于局部废用性骨质疏松，也可见于急性骨萎缩。随着我国老年人口的增加，骨质疏松症发病率处于上升趋势，在我国乃至全球都是一个值得关注的健康问题。

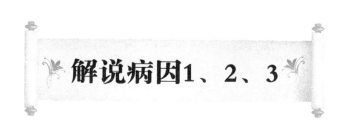

本病的发生与肾、脾胃的衰惫关系密切。肾为先天之本,脾胃为后天之本,肾、脾胃衰惫,吸收输布失常,气血生成不足,肾精亏乏,骨失所养,以致本病。

1. 肾精不足

《素问·上古天真论》云:"……(女子)七七,任脉虚,太冲脉衰少,天癸竭,地道不通。""(男子)七八,肝气衰,筋不能动,天癸竭,精少,肾脏衰……"精生髓,髓养骨,高龄之人,肾脏衰惫,精气已竭,肾精亏乏,骨髓空虚,发为本病,以致骨失养而疼痛,腰背酸痛,腰膝乏力酸软;骨髓空虚,骨骼脆弱,不受外力,即遭轻微之暴力也易致骨折。

2. 脾胃虚弱

脾胃为后天之本,受纳五谷为仓廪。主消化吸收,输布精微。高龄之人,脾胃衰惫,化源不足,精微失源,气血两亏,骨濡养无源,渐渐骨髓由之而空虚,发为本病。可出现腰膝酸软、骨骼疼痛等症。

3. 局部损伤

若局部损伤使肢体失用,局部气滞血瘀,经气不畅,骨失去气血濡养,骨髓空虚,发为骨质疏松,乃局部废用所致。随着肢体功能的恢复,气血流通的复畅,这种骨质疏松现象一般会随之渐渐消失。

4. 年龄、性别、营养、生活方式与免疫学异常等因素

现代医学认为原发性骨质疏松与年龄、性别的关系密切,与钙的吸收关

系密切。一般认为在 30 岁以后骨形成少于骨吸收,年龄越大这种情况更加明显。人体骨的形成需要钙的不断摄入,小肠对钙的吸收有赖于维生素 D_3 的促进作用,而维生素 D_3 必须在肾脏内转化,由于老年人肾功能逐渐降低,导致钙吸收受到很大影响,同时肾脏功能的减退使血液酸化调节失常,而血液酸化的结果是骨钙的溶解而致骨质疏松,由于小肠功能的衰退影响小肠对钙的吸收,老年人各种蛋白质合成功能的减退,影响了骨的正常生长。女性绝经期后,骨质疏松的主要原因是由于雌激素水平的降低,而血雌激素水平越低,其尿中排出的钙量越高,这样雌激素水平低下会导致骨质疏松。雄激素减少会影响蛋白质的合成,它是老年男性发生本症的原因之一。另外现代医学认为营养、生活方式、免疫学异常因素等均可导致本病(图 17-1)。

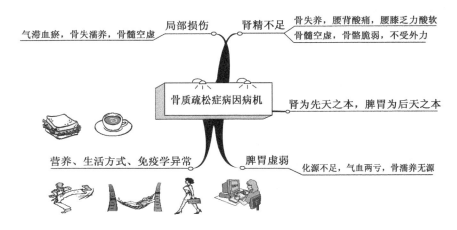

图 17-1　骨质疏松症的病因病机

中医治病，先要辨证

1. 肾精亏虚型

腰背疼痛,活动后加重。髋膝酸软,劳累后明显,头晕耳鸣,健忘,舌淡,二尺脉沉多见。偏阴虚者可见口燥咽干、盗汗、烘热;偏阳虚者可见畏寒、肢末欠温、阳痿、月经不调等症。治宜填精养髓,分清阴阳。常用药物有紫河车、鹿角、龟甲、杜仲、杞子、苁蓉、山萸肉、熟地等,方剂可选用左归丸之类;阴虚有热者可选用河车大造丸;阳虚有寒象者可选用右归丸。

2. 脾胃虚弱型

四肢疲惫,气短乏力,腰膝酸软疼痛,便溏,厌食,苔薄舌淡,脉濡软。治宜益脾养胃。常用药物有白术、山药、扁豆等,方剂可选用参苓白术散加减。由于脾胃虚弱往往致气血化生无源,故可适当加入补气血的药物,应随症酌用。

骨质疏松症发病缓慢,一般需 5 年以上始在 X 线片上有阳性表现,故治疗后,骨组织虽有一定合成代谢,但 X 线片上所见需要相当长的疗程后才能显示好转。因此,一般以症状好转、疼痛缓解,以及出现正钙平衡作为疾病缓解的依据。骨质疏松还是一个跨学科的疾病,往往需要内科、妇科的协同治疗,这样疗效可能更好。同时饮用高钙饮料、含钙量较高的食物也是防治的重要方法。目前临床上除了补钙和应用雌激素外,活性维生素 D_3 类药物、降钙素等药物也得到广泛应用。

近年来骨密度仪的临床应用成为骨质疏松测定的重要方法之一,它使骨质疏松的诊断更为直观和量化。但由于其使用价格较高,故尚未像 X 线检查那样普及。相信在不远的将来,一种新颖的、价廉的骨密度量化测定方法一定会随着科学的发展而问世。

附:骨皮质厚度测量法

(1)掌骨指数:从第 2 掌骨正位 X 线片上,测骨干中部全横径 AD 及其两侧皮质骨的厚度 AB、CD。掌骨指数=(AB+CD)/AD×100%。正常值为 35%~75%,多在 44%以上。

(2)股骨指数:取股骨正位片中段最粗处,测其全横径 AD 及其两侧皮质骨的厚度 AB、CD。股骨指数=(AB+CD)/AD×100%。正常值为 32%~76%,多在 46%以上。股骨指数与掌骨指数之和小于 89%为周围型骨质疏松。

(3)腰椎指数:摄以第 3 腰椎为中心的腰椎侧位片,测量第 3 腰椎椎体前缘高度 A、椎体的中心高度 B。腰椎指数=B/A×100%。正常为 74%~97%,多在 81%以上,如果小于此数即为骨质疏松,称为脊椎型骨质疏松。若同时有周围型骨质疏松和脊椎型骨质疏松,则称为混合型骨质疏松(图17-2)。

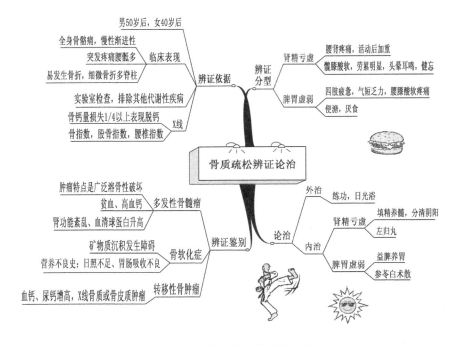

图 17-2 骨质疏松症的辨证论治

骨质疏松症的大医之法

大医之法一：补肾益血壮骨方

搜索

(1)柳金才验方自拟骨痿汤

药物组成：龟板 30g，鹿角霜 15g，狗脊 15g，补骨脂 15g，黄芪 20g，淮山 20g，丹参 30g，当归 30g。

加减：肝肾阴虚者加左归丸或虎潜丸；肾阳衰微者加右归丸；肾精不足者加河车大造丸；气血不足者加归脾丸；气滞血瘀者加身痛逐瘀汤；风邪偏盛者加防风汤。

用法:每日 1 剂,煎取汁 400ml,分 2 次服,30 天为 1 疗程,一般服用 1～3 个疗程。

功效:补肾壮骨,益气健脾,活血化瘀。

主治:原发性骨质疏松症。

> [柳金才,刘庆思.骨痿汤加减治疗原发性骨质疏松症 223 例[J].湖南中医杂志 2001,17(3):24]

大医有话说

骨质疏松症是中老年人的常见病、多发病。中医学把本病归属于"骨痿"、"骨枯"、"骨痹"范畴。认为骨与脾、肾两脏关系密切。方中龟板、鹿角霜、狗脊、补骨脂补肾壮骨为君;黄芪、淮山益气健脾为臣;当归、丹参活血化瘀为佐使。

(2)许建安验方

药物组成:熟地 20g,杜仲 12g,黄精 12g,仙灵脾 15g,菟丝子 10g,骨碎补 10g,牛膝 10g,茯苓 10g,山药 12g,金樱子 10g,芡实 8g,枸杞子 12g,生甘草 5g。

加减:有畏寒肢冷,腰膝冷痛,得温则舒,遇寒则重,小便清长,夜尿增多者,去芡实、骨碎补,加鹿角、益智仁;腰膝酸痛,手足心热,心烦失眠,潮热盗汗或自汗者,去茯苓,加龟板;对面白无华、手足水肿、四肢乏力、懒言少动者,去仙灵脾、芡实,加阿胶、桑葚子、泽泻。

功效:补气益血,益髓壮骨。

主治:肾精亏虚骨质疏松。

大医有话说

方中重用熟地,甘而微温,滋肾填精益髓,臣以牛膝、枸杞子、杜仲、黄精补肝肾养血而强筋,菟丝子、芡实、金樱子增强补益肝肾功效而又固秘精气,骨碎补补骨镇痛,再辅以山药、茯苓淡渗脾湿而化滞,诸药合用,补泻结合,开合相济。全方能滋补肝肾,壮骨荣筋。再经辨证针对肾阳虚、肾阴虚、阴阳俱虚等情况随机加减以达精生髓足,骨强筋壮的目的。

大医之法二:温补脾肾强筋方

搜索

姚新苗验方

药物组成:骨碎补 15g,巴戟天 15g,仙灵脾 15g,川断 20g,牛膝 15g,杜仲 20g,桑寄生 30g,当归 10g,川芎 12g,茯苓 15g,宣木瓜 20g,乌梢蛇 10g。

功效:温补脾肾,强筋壮骨。

主治:脾肾气虚证。

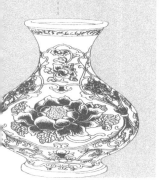

第18章 远离股骨头坏死，看名医怎么做

　　股骨头坏死，又称股骨头缺血性坏死，为常见的骨关节病之一。大多因风湿病、血液病、潜水病、烧伤等疾患引起，先破坏邻近关节面组织的血液供应，进而造成坏死。股骨头坏死最先出现的自觉症状就是疼痛，疼痛的部位是髋关节周围、大腿内侧、前侧或膝部。早期疼痛为隐痛、钝痛、间歇痛，活动多了疼痛加重，休息可以缓解或减轻，但也有呈持续性疼痛的，不管是劳累还是休息，甚至躺在床上也痛。而且，疼痛逐渐加重。到了晚期，股骨头塌陷、碎裂、变形，有的可造成髋关节半脱位，此时的疼痛与髋关节活动、负重有直接关系。活动时关节内因骨性摩擦而疼痛，静止时头臼之间不发生摩擦，疼痛亦减轻。所以说，行走、活动疼痛加重，动则即痛，静则痛止或减轻。

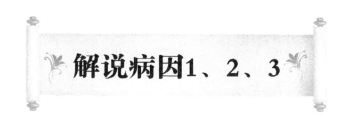

解说病因 1、2、3

1. 外伤

由外力作用于髋关节局部，轻者皮肉受损，严重者出现骨断筋伤，使经络、筋脉受损，气滞血瘀，气血不能蓄养筋骨而出现髀枢痹，骨萎。

2. 六淫侵袭

六淫中以风寒、湿邪最易侵袭人体、风寒邪侵袭人体经络、气血不通，出现气滞血瘀，筋骨失于温煦、筋脉挛缩，屈伸不利，久之出现股骨头坏死。

3. 邪毒外袭

外来邪毒侵袭人体，如应用大量激素，辐射病、减压病等，经络受阻，气血运行紊乱，不能正常濡养筋骨，出现骨萎，骨痹。

4. 先天不足

先天之本在于肾，肾主骨生髓，先天不足，肝肾亏损，股骨头骨骺发育不良或髋臼发育不良，髋关节先天脱位，均可导致股骨头坏死。

5. 七情所伤

七情大多因情志郁结，脏腑功能失调，导致气机失降，出入失调，久之肝肾亏损，不利筋骨，使筋弛骨软。

股骨头坏死的病机：肾精亏虚，气血两虚，瘀血阻滞为主要病机。肾为先天之本，主骨生髓，肾健则髓充，髓满则骨坚。反之，则髓枯骨萎，失去应有的再生能力。肝主筋藏血，与肾同源，两藏荣衰与共，若肝脏受累，藏血失司,不能正常调节血量,"心主血,肝藏之,人动则运于诸经,人静则血归于肝脏。"若血液藏运不周,营养不济,亦是造成缺血性股骨头坏死的重要因素。脾胃为后天之本,万物生化之源,使脾健胃和,则五谷腐熟,化气化血,以行营卫,若脾胃失于健运,生化气血无源,则筋骨肌肉皆无气以生。本病与肝、脾、肾三脏关系最为密切(图18-1)。

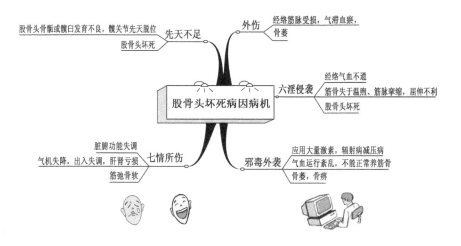

图 18-1　股骨头坏死的病因病机

中医治病,先要辨证

1. 肾阳虚兼有血瘀

髋部钝痛,活动后加重,畏寒肢冷,腰膝酸软无力,跛行,精神萎靡,面色㿠白或黧黑,舌淡白或瘀有点,苔薄白或无苔,脉沉细弦涩。治宜补肾壮骨,活血化瘀。方用成骨汤加减。

2. 气滞血瘀

患者髋部疼痛,夜间加重,刺痛不断,关节屈伸不利。舌暗有瘀点,脉沉涩。治宜理气活血化瘀,通络消肿止痛。方用益气活血汤加减。

3. 痰湿阻络

髋部沉重疼痛，痛有定处，关节微肿，屈伸不利，肌肤麻木，舌体肥胖，苔腻，脉滑濡。治宜祛痰除湿，通络止痛。方用牛氏健骨丹加减。

4. 风寒湿痹

髋部疼痛，遇天气变化时加剧，关节僵硬屈伸不利，伴小腿麻木，喜热畏寒，苔薄白，脉弦滑。治宜祛风散寒，宣痹除湿。方用独活寄生汤加减。

5. 气虚血弱

患者素体较弱，髋疼痛，喜按喜揉，筋脉拘急，关节不利，肌肉萎缩，功能受限，伴心悸气短乏力，面色无华，舌淡脉细弱。治当益气养血，荣筋通络。方用八珍汤加减（图 18-2）。

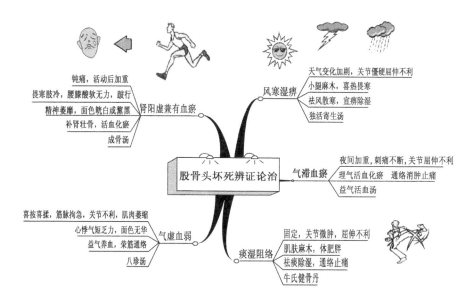

图 18-2　股骨头坏死的辨证论治

股骨头坏死的大医之法

大医之法一:补肾活血方

搜索

(1)李文顺验方

药物组成:巴戟天 9g,丹参 9g,三七 3g,郁金 9g,枸杞 9g,骨碎补 9g,补骨脂 9g,淫羊藿 9g,川断 12g,木瓜 6g,党参 9g,黄芪 15g。

功效:补肾壮骨,活血化瘀。

主治:股骨头坏死肝肾亏虚,血瘀凝滞型。

[李文顺.复方巴戟天合剂治疗股骨头缺血性坏死临床研究.中国中医骨伤科杂志,2006,14(2):48~50]

(2)杨丽荣验方

药物组成:黄芪 60g,当归 12g,桃仁 10g,红花 10g,川芎 10g,丹参 15g,赤白芍各 12g,鸡血藤 30g,乳香、没药各 10g,地龙 15g,骨碎补 15g,自然铜 15g,淫羊藿 15g,菟丝子 15g,桂枝 15g,甘草 10g。

加减:髋部疼痛明显加元胡 15g,苏木 12g;伴全身疼痛者加姜黄 10g,威灵仙 10g;功能受限明显者加伸筋草 12g,透骨草 12g;血脂异常者加首乌 15g,泽泻 10g,山楂 15g;骨质疏松明显者加煅龙骨、煅牡蛎各 30g;脾虚湿重痰多者加陈皮 10g,茯苓 15g;伴气短乏力者加太子参 15g,沙参 15g。

用法:每日 1 剂,水煎,两煎共 400ml,混合分 2 次温服。

功效:补肾益气,活血化瘀。

主治:股骨头坏死肾虚兼有血瘀型。

[杨丽荣.自拟活血生骨汤治疗股骨头缺血性坏死 56 例临床观察.北京中医,2006,25(11):672~673]

大医有话说

　　以上两方均以补肾为主,肾为先天之本,肾气充则全身气血旺,并都加以活血的药物,相辅相成共成补肾活血方。但是两家各有特点:李文顺认为其病机为肝肾亏虚,瘀血内阻,为本虚邪实之证,治疗应从整体出发,以补益肝肾,活血化瘀,壮骨止痛为治则,本方正是以此法组方而成。巴戟天、枸杞、川断、骨碎补等补肝肾、强筋骨的药物,给成骨细胞和软骨细胞提供一个良好的内外环境。丹参具有扩张血管,降低血管阻力,缓解血管痉挛,改善局部缺血乏氧作用,可改善股骨头缺血。三七有效成分三七总皂苷对骨内高压具有明显的降低作用,能改善骨的血液流变学状态,提高骨血流,并改善骨内微循环及病理状态。丹参、三七、郁金等活血化瘀药物共同作用能抑制血小板聚集,抗血栓形成,降低血液黏度。临床证实,复方巴戟天合剂可活血化瘀,补益肝肾,壮骨止痛,具有明显改善功能、减轻疼痛的疗效,还能改善血液微循环,纠正脂质代谢紊乱,改善毛细血管通透性,降低骨内压,从而有效缓解骨内压增高、微循环障碍致股骨头缺血性坏死的恶性循环,从而达到标本兼治的目的。杨丽荣认为,方中黄芪、当归补气补血,增强免疫力;桃仁、红花活血化瘀,通络止痛;川芎活血行气,祛风止痛;丹参活血化瘀,改善微循环,并可从邻近骨组织中调动更多的钙以满足新骨生成的需要;乳香、没药活血祛瘀止痛;赤白芍养血活血,敛阴止痛;鸡血藤行气补血舒筋;骨碎补、自然铜活血祛瘀止痛,接骨疗伤;地龙通利经络;淫羊藿补肾壮骨,祛风通络,能扩张外周血管,增加肢端血流量,改善微循环,对机体免疫功能有促进作用,其所含多糖有诱生干扰素的作用;菟丝子补阳益阴,强筋壮骨;桂枝温经通脉,散寒逐瘀;甘草调和诸药。中医认为,气为血之帅,血为气之母,气行则血行,气虚则血瘀,血瘀则气滞,气滞则血脉不通;肾主骨生髓,肾强则骨健,肾虚则骨枯髓槁,故补肾即能达到补骨的目的。因此,只有补气补血与补肾同时进行,三者相互结合与协调,才能充足气血,达到活骨的效果,使骨细胞代谢旺盛,骨骼强健;同时通过活血化瘀法,使股骨头周围的血栓溶解、消失,达到通脉的目的。只有股骨头周围的血管通畅,血液代谢正常,才能使死骨吸收和形成新的骨小梁,使股骨头密度均匀,骨小梁按新的力学排列,从而提高股骨头的抵抗能力,坏死股骨头才会停止塌陷,疼痛症状消失,达到治愈股骨头坏死的目的。

大医之法二:行气活血方

搜索

(1)费鸿鑫验方

药物组成:当归 10g,生地 10g,桃仁 10g,赤芍 10g,川牛膝 10g,川芎 4.5g,红花 6g,炮穿山甲(代)6g,无名异 6g,制乳香 5g,青皮 5g,生甘草 3g。

功效:行气化瘀,活血通络。

主治:股骨头坏死气滞血瘀型。

[费鸿鑫.综合治疗小儿股骨头缺血性坏死 48 例.浙江中医杂志,1997,32(4):185]

(2)郑培永验方

药物组成:生黄芪 30g,丹参 30g,当归 30g,何首乌 15g,生地 15g,补骨脂 30g,煅龙牡各 15g,血竭 2g(另包)。

功效:益气活血消滞。

主治:股骨头坏死气血瘀滞型。

[郑培永.益气化瘀汤治疗股骨头缺血性坏死 156 例疗效观察.中医正骨,1999,11(1):17]

大医有话说

气滞血瘀为股骨头坏死的基本证型之一,以行气活血法为主要治则,优选中药组成复方。两方侧重不同,共为行气活血类方。费鸿鑫认为,桃仁、红花活血通络为君,当归、生地、赤芍养血活血为臣,养血药与逐瘀药共用,可使瘀血祛而不伤阴血。川牛膝味甘、微苦,可逐瘀通经,引血下行;无名异可活血止痛,《本草经疏》记载:"无名异,咸能入血,甘能补血,寒能除热,故主金疮折伤内损及止痛生肌肉也。"苏颂醋摩敷肿毒痈疽者,亦取其活血凉血之功耳。炮山甲有活血散结之功,《医学衷中参西录》载:"穿山甲,味淡性平,气腥而窜,其走窜之性,无微不至,故能宣通脏腑,贯彻经络,透达关窍,凡血凝血聚为病,皆能开之。"而青皮、川芎、乳香皆有行气之功。行气与活血药同用可共奏行气活血之功,对气滞血瘀型股骨头坏死有较好的治疗作用。

郑培永认为，祖国医学认为疼痛病因很多，按其病理机制归纳为气血运行不畅和气血亏虚，筋脉失养，即所谓的"不通"或"不荣"两方面。这是产生该病的基本病理，亦是辨证立法的纲要。益气化瘀汤方中黄芪、当归补益气血，丹参活血通络，补通兼施，以达荣气血而养筋脉，活血化瘀而消除疼痛的功效。《内经》云："肝主筋，肾主骨"，维持关节的活动功能有赖于肝血与肾精的濡养，精血亏虚则筋骨失养，关节活动不利。该方以黄芪、当归益气养血，何首乌滋补肾精，君臣合作，濡养筋骨，滑利关节。《内经》曰："足恃血而能步，血尽安得步哉。"明确地阐述了功能与缺血的关系。益气化瘀汤以当归补血汤为基础，遵循"有形之血生于无形之气"的原则，重用黄芪大补元气，以增生血之源；更用当归益气和营，以使阳生阴长，气旺血生；同时遵循"瘀血不去则新血不生"的原则，以丹参祛瘀生新；"补"与"通"结合，使气血盛溢而"能步"，从而改善髋关节功能。

大医之法三：舒经活络方

搜索

(1)王永刚验方

药物组成：熟地30g，木瓜15g，牛膝18g，川断12g，川芎12g，桂枝20g，鹿角胶12g，灵仙15g，地龙12g，杜仲12g，白芍15g，川草乌各12g，红花12g，伸筋草30g，甘草6g。

功效：舒经活络，化瘀止痛。

主治：股骨头坏死风寒湿痹型。

［王永刚．荣筋健骨法治疗股骨头无菌性坏死．天津中医学院学报，2000，19(1):36］

(2)陈新杰验方

药物组成：黄芪、当归各30g，威灵仙、海桐皮、续断、五加皮各20g，鹿茸、延胡索、乳香、没药、甘草各10g。

用法：粉碎成细粉，混匀，装胶囊即可，每粒0.3g。口服，每次6粒，每日3次，1个月为一疗程。治疗期间应避免负重。

功效：舒筋活络，补气活血。

主治：股骨头坏死寒湿痹阻型。

［陈新杰.筋骨康胶囊治疗股骨头缺血性坏死的临床研究.中医药学报,2004,32(6):18~19］

大医有话说

风寒湿邪乘虚而入,滞留髋部关节致气血凝滞不通,失其温煦,骨失养而成髋骨痹。二方皆为股骨头坏死风寒湿邪为病而设,驱邪舒筋,邪去则诸症皆平。王永刚认为,本方重在舒筋,药用木瓜、威灵仙、川草乌、伸筋草。同时配以活血补养之药,特别重视对肾的顾护。他同时提出要视病情临床具体情况随症加减,如偏肝肾精血亏虚的加一些补肝肾填精补髓养血的药物。偏气滞血瘀的加一些活血化瘀行气的药物等。在临床上要灵活运用,促进股骨头的修复。陈新杰全方中黄芪、当归既可补气又活血,故为君药,配以威灵仙、海桐皮、续断、五加皮、鹿茸补肝肾、强筋骨又可祛风,俱助君药之力,故为臣药。延胡索、乳香、没药活血化瘀,生肌止痛为佐药。甘草调和诸药为使药。诸药协同共达补气生血,活血止痛,强筋壮骨之功。本组用药治疗,证明中药在改善血液循环及新的毛细血管再生方面确有一定作用。

大医之法四:补养气血方

搜索

(1)刘育才验方

药物组成:生地黄、熟地黄、鸡血藤、龟甲、黄芪、巴戟天、丹参各100g,当归、川芎、枸杞、鹿角片、猴骨、补骨脂、白术、杜仲各50g。

用法:上药制蜜丸,每丸6g。口服,每次1丸,每日3次。并用陈艾叶、甘松、松节、白芷、路路通、川芎、干姜、菖蒲、丹参、当归各50g。煎汤熏洗,每日2次。

功效:补肾益气,活血养阴。

主治:股骨头坏死气血虚弱型。

［刘育才.中医疗法治疗股骨头缺血性坏死.四川中医,1998,16(3):45］

（2）焦明航验方

药物组成：丹参 10g，川芎 10g，鹿角胶 10g，白芷 10g，白芥子 10g，牛膝 15g，骨碎补 15g，黄芪 20g，血竭 5g，淫羊藿 15g，黄精 30g。

用法：共研成粉末，每次 6g，每日 2 次，用温开水冲服。3 剂药为 1 个疗程，每疗程间隔 1 周，治疗期间嘱患者减少负重，停用激素类药物，忌酒。

功效：补气养血，活血化瘀。

主治：股骨头坏死气血虚弱型。

［焦明航．生骨散治疗早期股骨头缺血性坏死 127 例疗效观察．中医正骨，2000，12(10)：31］

大医有话说

患者肝肾不足，气血虚弱则骨无以化，且易受外邪侵袭发病。上述两方皆有补养肝肾，补益气血之功。然两者偏重有所不同。刘育才方用生地黄、熟地黄、龟甲、黄芪、巴戟天、当归、川芎、枸杞、鹿角片、补骨脂、杜仲补养肝肾气血，辅以丹参、白术行气活血；猴骨祛风除湿，治疗兼证，以补益气血肝肾为主。焦明航方以具有活血化瘀，舒筋通络功能的川芎、丹参为君药，以发挥其改善血液流变性，降低血黏稠度，加速血液循环，使股骨头瘀滞的血液流通加快，缓解股骨头内高压的作用。以骨碎补、牛膝、淫羊藿为臣药，以补肝肾壮筋骨。再配以黄芪补气升阳，益卫固表。重用黄精，以滋阴生津，治疗因酒精、糖皮质激素等辛热燥烈之品所致的津伤痰聚。诸药共用，研成粉末服用方便，有利于长期治疗，减少了煎剂的麻烦和西药较强的毒副作用。

第19章 手握名方，坦然面对骨结核

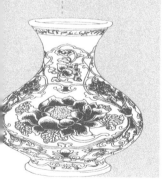

骨结核是结核杆菌主要经血行引起的继发性骨与关节慢性感染性疾病。骨结核大多是由肺结核继发，但也有患者没有肺结核病史，属于结核菌的隐匿性感染。根据病变部位和发展情况可分为单纯性骨结核，单纯性滑膜结核和全关节结核。全身症状包括发热、寒战、咳嗽，同时会伴有胸膜疼痛、体重减轻和乏力。患者可表现为急性症状或慢性症状。实际上人体任何部位的骨头都可以得结核，脊柱部位的结核大约占到50%，其他的比如膝关节、髋关节等很多关节也都可以得结核。

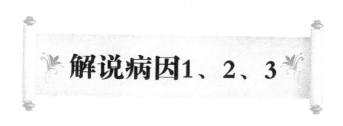

解说病因1、2、3

1. 肝肾亏虚

肝之阴精亏虚，血不养筋，筋失所荣；肾虚不能主骨，骨失所养；或儿童先天不足，肾气不充，骨骼稚嫩，易感本病。肝肾亏虚是发生本病之本。

2. 阳虚

阳虚致脾不化湿，肺不施津，水湿津液凝聚而生痰，痰浊滞留筋骨，易生本病。湿痰阻塞致清阳不升，则头晕乏力；胃气不畅，故食少纳呆；湿痰阻胸，则胸闷气促。

3. 阴虚

阴虚不能制阳，虚阳偏盛而化热，虚火耗津，血凝气滞，气机不畅，病邪乘虚而入。热炽脉络则口唇色赤，两颧发红；阴虚生内热则潮热骨蒸；热迫津外则泄而盗汗；热扰心神则心胸烦躁不宁，少寐多梦；热扰精室则早泄遗精；热伤手足三阴脉络，故手足心热；阴虚血少不能充于脉则脉细，阴虚阳盛血行加快则出现脉数。

骨结核的病机：主要在于正气亏虚，筋骨伤损，气血失和，蓄结瘀聚，化为痰浊，流注骨骼关节而发（图19-1）。

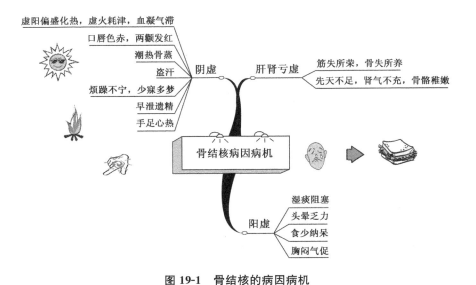

图 19-1 骨结核的病因病机

中医治病，先要辨证

1. 阳虚痰凝

患部隐隐作痛，不红不热，继则关节活动障碍，动则疼痛加剧，舌苔白腻，脉沉弦滑。治宜补肾温经，祛痰散结。方用阳和汤加减。

2. 阴虚内热

患者发病部位形成脓肿，脓液可流向附近或远处，也形成脓肿，若部位表浅，可见漫肿，皮色微红。伴有低热，朝轻暮重，颧红，纳少，盗汗，形体消瘦，患处微红，时流脓液，舌质红，脉细数。治宜养阴清热托毒。方用六味地黄丸合清骨散、透脓散加减。

3. 肝肾亏虚

病变进一步发展，脓肿破溃后排出稀薄脓液，有时夹有干酪样物，形成窦道。如病变部位在四肢关节，可见患肢肌肉萎缩、畸形。病变在颈、胸、腰椎者，可出现颈或背腰强直，甚至出现瘫痪。患者形体消瘦，面色无华，畏寒,心悸,失眠,自汗,盗汗。舌淡红,苔白,脉细数或虚数。治宜补养肝肾。方用左归丸加减(图 19-2)。

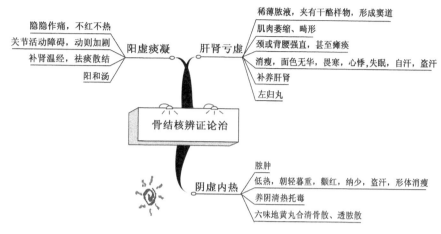

图 19-2　骨结核病的辨证论治

骨结核的大医之法

大医之法一：温阳散结方

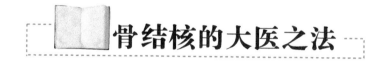

(1)刘克墀验方

药物组成:麻黄 10g,白芥子 10g,赤芍 15g。

用法:每日 1 剂,水煎 2 次,早晚分别兑服夏枯草流浸膏。外用木芙蓉膏加冰片少许。夏枯草流浸膏用夏枯草 1000g,加水头煎 1000g,二煎 600g,久煎 2 次,合并两次药液,过滤,加热浓缩,然后加白及末和蜜糖各 250g,熬成流浸膏,候冷,用瓷缸收藏,每次 10～15g。木芙蓉膏用木芙蓉根皮晒干,研末,加麻油适量调成软膏,敷于患部,纱布包扎,隔日换药 1 次。

功效:温经散寒,解凝化痰。

主治:骨结核阳虚痰凝型。

［刘克埋．中药治疗髋关节结核 87 例．浙江中医杂志,1994(04)：164～165］

(2)孙楚江验方

药物组成:①结核基本方:生黄芪、当归、白芍、金银花、蒲公英、地龙、蚤休、茯苓、皂角刺、牛膝、守宫、猫爪草、乌梢蛇。②抗痨散:全蝎、守宫、蜈蚣等研末装胶囊,每次 6g,每日 2 次。③流痰膏:以阳和解凝膏为基础,其上加流痰Ⅰ号散(肉桂、丁香、南星、半夏、细辛、生川草乌为主)3g,最上层加抗房Ⅰ号散(蟾酥、信石、轻粉为主)3g,滴 10％樟脑乙醇数滴。

功效:温阳化痰,散结消肿。

主治:骨结核寒凝痰滞型。

［戴秀芳．中医药治疗骨与关节结核 96 例临床小结．江苏中医,1988(06):9～12］

大医有话说

以上两方均从阳虚论治,阳虚则寒凝,寒痰凝滞则发为本病。两方都以温阳化痰药物为主,辅以散结之药,相辅相成共成温阳散结方。但是两家各有特点:刘克埋之方,采取扶正祛邪,标本兼顾,内外同治的治疗原则。筛选广谱杀菌及抗菌中草药为基本方,经浓缩加工,提取有效成分,灵活变通,达到"克敌制胜"的目的。本方取夏枯草、白及两味药,功能抗疼凛,散郁结,敛疮口,消肿痛,在各期治疗中麻黄、赤芍、白芥子温经散寒,化痰通络,外用药中取木芙蓉清热解毒,消肿止痛之功。分期加冰片退热解毒。孙楚江认为,本病乃由先后天亏损,正气虚弱,闪挫跌仆诱发,致风寒湿邪乘隙而入,血脉被阻,注于筋骨之间乃成流痰。《余听鸿医案》说:"若正气盛,阳气宣通,随阻随散,正气虚,经脉涩滞,随注随壅,屡发屡止,或溃或愈,虽之外症,俱从内生。"故"温补"之法贯穿整个治疗过程。结核基本方中黄芪、当归、白芍益气补血,扶助正气,牛膝补肝肾强筋骨,总使既病之处易于恢复,未病之处不再破坏,生化有源,肾强骨坚,促进病变组织新生;守宫、乌梢蛇、猫爪草、地龙能抗痨解毒,解痉止痛效力最强,虫类药治疗骨结核有其独到之处,功擅搜风解毒,消坚通络止痛。据现代医学报道,全蝎、蜈蚣含有类似蜂毒的组织胺样物质及溶血蛋白质,对结核杆菌有抑制作用,并促进人体的新陈代谢,皂角刺辛温,散结消肿,托毒排脓,使未成脓者消散,已成脓者速溃,蒲公英、银花、蚤休清热解毒,促进脓肿吸收,热毒自安。以上各药,标本兼顾,益气补血以扶其正,消肿解毒抗痨以化阴痰,扶正祛邪,共奏其效。

大医之法二:养阴清热方

搜索

(1)许履和验方

药物组成:青蒿 6g,鳖甲 15g(先煎),银柴胡 6g,丹皮 6g,地骨皮 10g,杜仲 10g,怀牛膝 10g,川断 10g,桃仁 10g,红花 6g,苏木 6g,银花 15g,紫花地丁 15g。

加减:面色少华,形体消瘦,气血两虚者加黄芪、党参、当归、白芍;舌红少苔,口燥咽干,阴虚现象明显者加生地、麦冬、龟甲、女贞子、墨旱莲;潮热经久不退者加胡黄连、白薇;脓肿形成或溃后脓多者加重清热解毒之品;盗汗不止者加浮小麦、碧桃干、糯稻根;舌苔白腻,胸闷纳呆,挟有痰湿者加制半夏、茯苓、陈皮;舌质紫暗,瘀滞较甚者加重活血化瘀之品。

功效:养阴清热,强筋壮骨,活血化瘀,清热解毒。

主治:骨结核阴虚化热型。

[许福宁.以抗痨丹为主治疗骨与关节结核 332 例观察.中医杂志,1994,35(6):357～358]

(2)张振华验方

药物组成:熟地 27.15g,肉桂 4.15g,丹参 12.15g,当归 15.75g,益母草 21.35g,白芥子 15.25g,板蓝根 15.15g。制成水泛丸。

功效:滋阴除热,养血活血。

主治:骨结核阴虚型。

[张振华,等.二号骨炎大宝丸辅助治疗骨结核临床观察.湖北中医杂志,2002,24(3):44～45]

大医有话说

　　古今医家认为，骨痨是阴寒之证，治疗宜温经通络，代表方为阳和汤。然本病之病因病机及临床演变过程甚为复杂。总的趋势是其始也为寒，其继也为热，既有其肾亏髓空之虚，又有其气血凝滞之实。当骨质发生病变时，其本虚标实之局面固然同时存在，但其寒邪已化为热，阴证已转为阳，并且每见阴虚火旺之征。两方皆为养阴清热之方，却又各有偏重。许履和方中青蒿苦寒，专治阴分伏热。银柴胡、地骨皮甘寒，善理骨蒸痨热。丹皮辛苦，清热散瘀，鳖甲咸寒，滋阴潜阳。杜仲甘温微辛，川断苦辛微温，牛膝苦酸而平，补肝、强筋骨、通血脉、利关节。桃仁苦甘而平，红花味辛而温，苏木甘酸辛平，破血行瘀。银花甘寒，地丁苦寒，泻热解毒疗痈肿。合而用之，则阴虚可滋，痨热可退，筋骨可壮，瘀血可通，蕴毒可解。全方标本虚实同治，攻消补益兼施。长服无眼，疗效颇佳。张振华方可扶正祛邪，方中熟地为君，滋补阴血，填精益髓；以丹参、益母草、当归、肉桂等温热之品为臣，肉桂入营、温通血脉，丹参活血通络，益母草滋阴养血，当归活血、养血；板蓝根调和营卫，托里排毒；白芥子祛痰除湿。诸药合用，共奏温阳散寒，托里排毒之功。辅以骨炎拔毒膏以提脓祛腐，活血生肌。

大医之法三：攻毒散结方

搜索

（1）戚学文验方

　　药物组成：蜈蚣36g，斑蝥48g，全蝎36g，僵蚕36g，蛇蜕48g，血竭108g，桦树白皮250g，鲜鸡子28枚，香油1000g，白酒5000g。

　　用法：将铁锅置木柴火上烧热，先将香油倒入锅内，待沸腾时，将蜈蚣、斑蝥、全蝎、僵蚕、蛇蜕，依以上次序投入，加热约10分钟后，再将14枚去壳鸡子及14枚带壳鸡子投入，再加热约10分钟后，将桦树白皮撕碎投入，烧成焦褐色时，投入血竭，同时用槐枝一根不断搅匀，待烧至黑烟隆起时，以明火点焦，燃至火苗将尽未尽时，加入白酒，待燃至火尽后，将锅离火待凉，取药研末收藏备用。成人日服2次，每次2～3g，黄酒冲服。小孩按年龄酌量服用，服法如成人。

　　功效：穿筋透骨，攻毒散结。

主治：骨结核邪毒壅结型。

［戚学文．五毒黑烧散治疗骨科疾患 120 例疗效观察．甘肃中医学报，1993，10（1）：55］

（2）王钢验方

药物组成：黄连、鸡血藤、三七、阿胶、全虫等。

用法：上药制为水丸，每次 5g。

功效：攻毒散结，通筋活络。

主治：骨结核瘀结筋络型。

［王钢．骨痨愈康丸为主治疗骨关节结核 65 例疗效观察．中医正骨，2000，12（09）：35］

大医有话说

　　上述两方皆有攻毒散结，活血化瘀之药，共奏化瘀止痛，散结舒筋之功。但两方侧重有所不同。戚学文方中蜈蚣、斑蝥、全蝎、僵蚕、蛇蜕皆燥烈走窜性猛，行表达里，穿筋透骨，无所不至，攻毒拔毒，散瘀解滞，搜风除湿，开瘀散结，为主药；血竭散瘀定痛，去腐生新；桦树白皮去腐生新，托里排脓；鸡子、香油为血肉有情之品，健脾胃，养阴血，使化源不竭；白酒、黄酒辛温助药力入经络搜痰风。全方黑烧，先入骨髓，共奏穿筋透骨，攻毒散结，通经活络，去腐生新，行窟定痛之功效。王钢方由黄连、鸡血藤、三七、阿胶、全虫等多味中药组成。黄连清热泻火，解毒；鸡血藤既能活血，又能补血，且有舒筋活络之功；三七活血化瘀，止痛，现代药理证实，三七能抑制血小板凝集，降低血液黏度；阿胶补血止血，滋阴，可用于虚劳热病伤阴，全虫解毒散结，通络止痛。诸药配合具有扶正祛邪，生骨排毒的功效。

大医之法四：补益肝肾方

搜索

（1）周虎林验方

药物组成：鹿角胶、天葵子、淫羊藿、白芥子、骨碎补各 10g，猫爪草 20g，炮姜、肉桂各 8g,醉鱼草根 6g,天龙、蜈蚣各 1 条。

功效:补肾养血,益气健脾。

主治:骨结核肝肾亏虚型。

［周虎林,等.克骨汤治疗骨与关节结核 56 例疗效观察.浙江中医杂志,1994(01):17~18］

(2)尹德生验方

药物组成:人参 10g,白术、茯苓各 20g,熟地 30g,当归 20g,黄芪、紫河车、鹿角胶各 30g,淫羊藿、山萸肉各 20g,肉桂 10g,麻黄 5g,牡蛎 10g,全蝎、蜈蚣各 5g,双花 30g。

功效:补肾壮骨,运脾除湿。

主治:骨结核肾阳不足型。

［尹德生.抗痨散治疗骨结核 11 例.辽宁中医杂志,1992(04):41］

大医有话说

祖国医学认为,肾主骨为先天之本,肾藏精,精生髓,髓充实则强壮,骨骼的生长、营养、功能与肾气的强弱有关系。骨与关节结核,其基本病机系先天不足,肾气虚亏或劳倦内伤以致肾亏髓空,复受寒湿之邪乘隙侵袭,深着于骨,致使气血失和,痰浊凝聚,日久化热,腐筋蚀骨,局部肿胀化脓。因此,补肾养血,益气健脾,温经散寒,乃是本病的治疗原则。上述两方都以补养肝肾精血为主,皆为补益肝肾类方。周虎林方中淫羊藿、骨碎补补肾续骨,鹿角胶生精补髓,养血助阳,强筋壮骨,白芥子、肉桂、炮姜温经散寒,醉鱼草根活血化瘀而杀虫,天龙、蜈蚣祛风活络,散结消肿,佐以天葵子、猫爪草解毒散结。合而用之,既可扶正补肾,助骨髓生化之源,又可祛除寒湿之邪,达到邪去正复的目的。同时,根据不同的临床症候,按照"急则治其标"、"缓则治其本"和"标本同治"的原则,灵活施用。尹德生方以人参、熟地、白术、鹿角胶、黄芪、当归、山萸肉、紫河车、淫羊藿、肉桂等健脾益气,填精养血,补肾助阳以扶正气;麻黄、茯苓、双花、全蝎等解毒消瘀,通络散结,抗痨杀虫以祛邪。故取得了较好的治疗效果。

第20章 治疗损伤疼痛,活血是核心

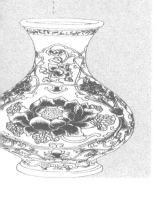

损伤疼痛是指人体受到外力作用后,导致气血受损,气滞血瘀,经络失于通畅所引起的疼痛,一般此症状为损伤后必有的症状。

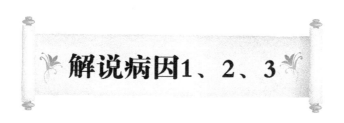

解说病因1、2、3

1. 气滞血瘀

"气伤痛,形伤肿","气无形,病故痛,血有形,病故肿",由于气血关系密切,气滞必致血凝,血凝亦导致气滞,血凝气滞则经脉痹阻不通,二者均可引起疼痛,只是程度不同而已。

2. 感受外邪

损伤之后,机体正气受损,抵御外邪的能力下降,加之居住潮湿地方,或感受风寒外邪,导致寒凝气滞,气机不得宣泄而疼痛反复发作。

3. 热毒内蕴

开放性损伤或伤后瘀血聚积于体内,久则瘀郁化热而红肿,邪毒深蕴于内,气血凝滞,阻塞经络而引起红肿热痛。

4. 瘀阻痰凝

因气行则血行,损伤致气滞血瘀,水液运行亦受阻,水湿凝聚成痰,痰瘀交阻,闭塞经络而引起疼痛。

5. 气血亏虚

因金创破伤,失血过多,或正气不足,损伤日久不愈,耗伤气血,气血两虚而不能运行,以致瘀积不散,经脉失养疼痛(图 20-1)。

疼痛的发生虽然有不同的原因和类型,疼痛的部位也不尽相同,但是究其基本病机均是气血失调,气滞血瘀,脉络痹阻不通,"不通则痛"。《素问·

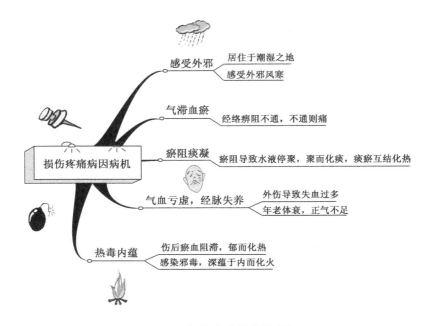

图 20-1　损伤疼痛的病因病机

举痛论》中较为系统的说明了不同痛证的病因病机及治疗方法。后世许多医著也均有对疼痛的论述。疼痛可分为虚实两大类，实者系伤后气滞血瘀或复感外邪，气血凝滞不畅所致；虚者多因气血亏虚，筋脉失养而致。

开放性损伤或伤后积瘀成痈，借伤成毒，邪毒深蕴于内，气血凝滞，经络阻塞，也可引起疼痛。

中医治病，先要辨证

必须详细询问病史，仔细辨别疼痛的部位、性质。损伤早期，多气血两伤，气滞血瘀为主，常肿、痛并见；后期由于失血，或积劳耗伤阳气，多虚实并见，临证时需要注意区分。

1. 气滞疼痛

常有外伤史，如闪伤、扭伤、岔气、屏气等。表现为胀痛不适，走窜不定，疼痛牵扯范围较为广泛，甚者不能俯仰转侧，睡卧时翻身困难，呼吸、咳嗽、大便等增加胸腹内压力时疼痛加剧。治宜理气止痛，活血通络。方用复原通气散加味。若痛在胸胁部者可用金铃子散加独圣散；若痛在胸腹腰部者，可用柴胡疏肝散。

2. 瘀血疼痛

常因跌打、碰撞、压扎等损伤引起。疼痛的特点是痛处固定于损伤、瘀肿之处，不走窜，刺痛拒按，局部多有青紫瘀斑或瘀血肿块，舌质紫黯，脉细而涩。治宜活血化瘀，消肿止痛。方用四物止痛汤、和营止痛汤或定痛和血汤，并可外敷双柏散等。

3. 挟风寒湿疼痛

损伤之后，气血运行不畅，经络空虚，如居处潮湿，或感受风寒，风寒湿三邪乘虚而入，导致筋骨酸痛重着，固定不移，屈伸不利或肌肤麻木不仁，遇阴雨天发作或加重，喜热畏冷，得热痛减，其疼痛的特点是起病缓慢，病程较长，常反复发作，局部多冷酸重着，苔多白腻。治宜祛风散寒除湿，佐以活血化瘀。方用羌活胜湿汤、蠲痹汤或独活寄生汤加减，并施以针灸按摩。

4. 热毒内蕴

发病较急，多在伤后3～5天出现，局部逐渐红肿、疼痛加剧，多为跳痛，呈持续性，并可见高热、恶寒，病变部位皮肤红肿，口渴，大便干结，舌红，苔黄，脉滑数。治宜清热解毒，活血止痛。方用五味消毒饮合桃仁四物汤。脓成者需要手术切开排脓泄毒，并用托里消毒散内服，以托毒外出。若脓溃后反痛，则属气血两虚，宜服用十全大补汤以气血双补气血。

5. 瘀阻痰凝

损伤部位不严重，而疼痛却逐渐增剧并伴骨节漫肿，活动牵掣作痛，或有身热纳呆，舌质黯，苔滑腻，脉弦滑。治宜活血化瘀，通络止痛。方以牛蒡子汤加减。

6. 气血亏虚

伤后失血过多或素体虚弱，患部隐痛，面色苍白，头目眩晕，气短乏力，舌淡脉细。治宜益气养血。方以八珍汤加减，外敷温经膏。兼有肝肾不足者,可用六味地黄丸或肾气丸,亦可以用左归丸或右归丸(图 20-2)。

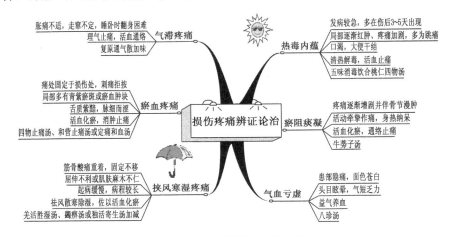

脉痛不适,走窜不定,睡卧时翻身困难
理气止痛,活血通络
复原通气散加味
气滞疼痛

痛处固定于损伤处,刺痛拒按
局部多有青紫瘀斑或瘀血肿块
舌质紫黯,脉细而涩
活血化瘀,消肿止痛
四物止痛汤、和营止痛汤或定痛和血汤
瘀血疼痛

筋骨酸痛重着,固定不移
屈伸不利或肌肤麻木不仁
起病缓慢,病程较长
祛风散寒除湿,佐以活血化瘀
羌活胜湿汤、蠲痹汤或独活寄生汤加减
挟风寒湿疼痛

损伤疼痛辨证论治

发病较急,多在伤后3~5天出现
局部逐渐红肿、疼痛加剧,多为跳痛
口渴,大便干结
清热解毒,活血止痛
五味消毒饮合桃仁四物汤
热毒内蕴

疼痛逐渐增剧并伴骨节漫肿
活动牵掣作痛,身热纳呆
活血化瘀,通络止痛
牛蒡子汤
瘀阻痰凝

患部隐痛,面色苍白
头目眩晕,气短乏力
益气养血
八珍汤
气血亏虚

图 20-2　损伤疼痛的辨证论治

以上是损伤疼痛的常见分型,但是在临床中损伤疼痛各型症状常常夹杂出现。如气滞者同时伴有瘀血,瘀血者常有气滞,风寒湿邪又往往伴随气滞、血瘀。因此,在具体治疗时应辨证准确,灵活应用,对症下药。因肝主筋、肾主骨,暴力往往导致筋骨受损,因此,对损伤疼痛久不愈者,多为肝肾不足,筋骨失去濡养,应配合补肝肾强筋骨之续断、怀牛膝、桑寄生等。

损伤疼痛的大医之法

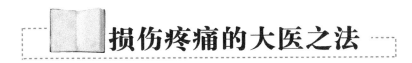

大医之法一:补气活血化瘀止痛方

搜索

韦坚义验方

药物组成:生黄芪、生白芍各 30g,川芎 10g,当归尾 15g,全蝎 6g,桃仁 10g,红花 6g,鸡血藤、延胡索、熟地各 30g,羌活、姜黄、桂枝各 10g,桑枝 30g。

功效:活血化瘀,补气养血,止痛。

主治：瘀血疼痛。

[韦坚义．补阳还五汤为主治疗损伤疼痛的临床加减应用体会．中医药学刊，2005，23（11）：2076]

大医有话说

　　韦坚义临床上多根据补阳还五汤化裁治疗外伤损伤疼痛。补阳还五汤方出自清王清任的《医林改错》，该方由补气药（黄芪）与活血化瘀药等（当归尾、川芎、赤芍、桃仁、红花、地龙）相配伍而成，主要用于治疗中风后遗症半身不遂等。韦坚义以全蝎易地龙，并加用鸡血藤增强活血行瘀；延胡索行瘀而止痛，熟地养血补虚。且随病损部位不同加用引经药物对症治疗。因劳损疼痛多关系到骨、肌肉、肌腱韧带（筋），故取其方中补气药黄芪或党参健脾。脾主肌肉，为后天之本，气血生化之源，若后天壮盛则气血充沛，四肢百骸得养，劳损能缓。肝主筋，藏血，主柔之。损伤后败血归肝，用赤芍、川芎、当归尾、全蝎、桃仁、红花、鸡血藤、元胡行血柔肝，且当归、白芍养血柔肝；而肝者体阴用阳，血足肝柔淫气于筋（肌腱韧带），则筋得养而柔、而舒。骨者，肾之主也，肾者藏精，主骨生髓，为先天之本，受五脏六腑之精而藏之。经云：五脏者，藏精气而不泻，肾为五脏之先，治唯当补。本方本法：补脾养后天以充先天之肾，使肾不虚；肝肾精血同源，益肝而扶肾，精血化生而使肾少亏而生髓主骨，加熟地以补肾且引药入肾。脏实气充，再加引经药弥其患，与邪相搏并胜之。其中肩肘痛加姜黄、羌活、桂枝、桑枝上行横走肩肘；膝踝痛易党参仍补气，但去黄芪上行之势，并加用独活、牛膝引药下达膝踝；颈腰痛加用狗脊、杜仲、巴戟天、肉苁蓉壮肾助阳以坚骨，宗其治则症必缓矣。药渣用湿毛巾包裹趁热敷于痛处。若敷物热度不足时即调换再敷，如此约敷30分钟以上。敷以较长时间；较热温度为好。提高了局部温度，使血管扩张，有利循环血行，加速排泄代谢产物，与内服药物共同作用，相得益彰。

　　大医之法二：理气活血化瘀方

搜索

（1）朱建伟验方

　　药物组成：葛根 15g，白芍、泽兰、益母草各 20g，桑枝、乳香、没药、桃仁、红花、川芎、延胡索、白芍、生甘草、三七粉、焦大黄、焦山栀、丹参、丹皮、天麻各 10g。

用法:每日 1 剂,水煎口服,日 3 次。3 天为 1 疗程,连续治疗 1～3 疗程。服药期间颈椎颈托保护,不做牵引。

功效:理气活血,化瘀止痛。

主治:颈椎过屈过伸损伤所致上肢麻痛。

[朱建伟.化瘀消肿方治疗颈椎过度屈伸损伤所致上肢麻痛症 45 例.浙江中医杂志,2010,45(11):805]

(2)李象钧验方

药物组成:赤芍 10g,当归 10g,枳壳 6g,桃仁 6g,丹参 10g,佛手片 10g,川芎 10g,柴胡 10g,白芍 10g,延胡索 10g,川续断 10g,太子参 10g,甘草 3g。

功效:理气活血止痛。

主治:髋关节置换围手术期疼痛。

[李象钧,孙益,赵俊,等.活血理气方在髋关节置换围手术期的临床应用.山东中医杂志,2011,30(1):14～16]

(3)朱红验方

药物组成:柴胡 12g,郁金 12g,枳实 10g,赤芍 15g,香附 12g,旋复花 12g,延胡索 15g,葶苈子 10g,杏仁 6g,瓜蒌皮 10g,大黄 9g,丹参 15g,当归 12g。

加减:胸痛剧烈者加乳香、没药;喘咳多痰者加川贝;瘀血化热者加栀子、黄芩。

用法:水煎服,每日 1 剂。生大黄、紫荆皮、乳香、没药、血竭、自然铜、细辛、白芷等共研细末,以饴糖或蜂蜜调制敷于患处。中药内外用药以 10 天为 1 疗程。

功效:疏肝气、导郁滞、活血祛瘀、通络止痛、化痰利水。

主治:外伤性肋骨骨折并气血胸疼痛。

[朱红,蒲超,彭五四.中药内服外敷治疗肋骨骨折并气血胸.四川中医,2011,29(5):98～99]

大医有话说

朱建伟认为颈椎过屈过伸损伤所致上肢麻痛，是骨伤科常见的病症。颈椎过屈过伸，会造成颈部各组织损伤，从临床表现来看，比较容易与颈椎间盘突出混淆。其实，该病是因为颈椎过屈过伸损伤，瞬间颈椎神经根被卡压所致。其病机为气滞血瘀，瘀血化热，津液代谢障碍。故处方以活血化瘀，清理瘀热，利水消肿，行气止痛为治。至于颈椎牵引，只能解决椎间盘对神经的压迫问题，对神经根的水肿、肿胀充血炎症及血液循环障碍，效果并不明显。李象钧认为整体调治，是中医在髋关节置换围手术期辨证论治的优势，本研究中的患者辨证以气滞血瘀为主，患者本受外伤、疼痛的干扰，肝气郁结明显，又面对髋关节置换大手术，大多有焦虑害怕的心理，患者多出现郁闷不舒、胸胁胀满等症，故围手术期宜以疏肝解郁为治则，配合心理疏导，以减轻手术应激。方中柴胡、佛手片、枳壳、延胡索疏肝解郁、理气止痛，太子参、白芍、当归、川芎、川续断补益气血、续筋接骨，并用丹参、赤芍、桃仁活血祛瘀，全方针对髋关节置换围手术期的主要病因病机而设，故治疗组总出血量、术后体温恢复时间、切口愈合时间、功能恢复时间、功能恢复情况等均明显优于对照组，且治疗组术后未出现严重的并发症。实践证明，中医药干预髋关节置换围手术期，可促进髋关节置换围手术患者的良性转归。朱红等认为胸胁外伤致气血紊乱，气滞血瘀，肺气失宣，升降失调，痰浊停留，气为痰阻，而发为胸胁疼痛、咳嗽咯痰等诸症。因此其治疗以活血化瘀，疏肝理气，宣肺涤痰为关键。本内服方以四逆散合香附旋复花汤加减而成，《伤寒论》中四逆散治疗由于热邪传里，阳气郁遏不能外达而形成四肢厥冷的所谓"热厥"，后世扩大了它的应用范围，凡是由于肝气郁结为主所引起的一些病症，都以本方为基础方加减运用。香附旋复花汤出自《温病条辨》，原治暑湿积留支饮，悬于肋下之症，本方取其蠲饮化痰，通肠导水，加活血行气之品，使瘀血、积气随痰饮而去。方中柴胡体质轻清，具有升发之性，并入少阳、厥阴，宣其气道，行其郁结，故能调达肝气，疏理郁滞，而为肝气郁结，胸胁胀痛的常用之品。大黄本为血分之物，走而不守，既能荡涤留瘀败血，又能借其通腑之功引导瘀血下行外出。丹参、当归、赤芍活血化瘀，香附入肝经，开郁气，行气血，治一切疼痛；延胡索既入血分行血中之滞气，又能入气分行气中之滞血，其止痛作用较强，凡气血凝滞，胸腹疼痛者多为要药；郁金芳香宣达，又性寒清热，既入气分行气解郁，又入血分凉血破瘀，乃为血中气药,三药共有行气活血,祛瘀止痛之功。方中枳实破气消积、化痰除痞、利膈宽胸,能除胸胁痰瘀,逐停水,消胀满,此药利气力猛,气行则血行,故有枳实主血之说;葶苈子、旋复花同入肺经,旋复花下气行水、消痰软坚;葶苈子辛散苦寒,开泄肺气,通利水道,能祛除满,利水消肿,泻肺中水气;杏仁、瓜蒌化痰止咳定喘。局部外敷重用活血化瘀之品。以上诸药合方,共奏疏肝气、导郁滞、活血祛瘀、通络止痛、化痰利水之功,这样使瘀滞得解,气复升降,气血各有所归,痛自渐消,而后再投以补肺益脾、和营生新、续骨之品更能促进组织修复和骨折愈合。

大医之法三:活血利水止痛方

搜索

(1)胡胜平验方

药物组成:桃仁 10g,红花 10g,乳香 10g,没药 10g,玄胡 10g,木香 10g,茯苓 15g,赤芍 15g,泽泻 10g,泽兰 10g,车前子 20g,猪苓 10g,甘草 6g。

加减:上肢骨折加桑枝 10g;下肢骨折加牛膝 10g。

用法:水煎服,日 1 剂。

功效:活血利水止痛。

主治:骨折早期肿痛。

> ［胡胜平.活血利水汤治疗骨折肿痛 60 例.湖南中医杂志,2001,17(1):28］

(2)纪敏强验方

药物组成:当归 12～15g,川芎 5～10g,红花 5～10g,桃仁 10～15g,丹皮 10～15g,赤芍 10～15g,三棱 5～10g,莪术 5～10g,猪苓 15～20g。

功效:活血化瘀,利水止痛。

主治:骨折术后软组织肿痛。

> ［纪敏强,袁子波,尚海凤.自拟当归汤治疗骨折术后软组织肿胀.湖北中医杂志,2010,32(5):24］

大医有话说

胡胜平认为瘀水互结是骨折早期肿痛的病因。《医碥》说："气水、血三者病常相因，有先病气滞而后血结者，有先病血结而水随蓄者"，在临床上我们观察到，外伤骨折后，经脉受损，血溢肌腠之中，则刺痛，皮色青紫；水阻则组织肿胀，甚至出现张力性水泡，即"血有余便是水"；血瘀和水阻同为病理产物，也互相交结致病，水湿内停，则气机不畅，致血瘀；瘀血内阻，气机失宣，则水停。唐容川说："血瘀不离水，水病不离血。"外伤骨折早期临床上多用活血化瘀法治疗，有时事与愿违，不但肿胀不消，而且增大，不利于消肿。方中泽兰、泽泻、车前子、猪苓利水消肿；木香理气化湿，行气活血；桃仁、红花、乳香、没药活血化瘀，通络止痛，本方活血利水并举，肿消瘀去则疼痛自消。在用药过程中，患者小便量增加，这利于局部损伤组织致痛因子的排泄，减少神经末梢的刺激，从而减轻疼痛。纪敏强等认为骨折术后软组织肿胀是离经之血不循环而行，气血受损，恶血流滞，瘀滞于经道，气滞血瘀，经络受阻而致，不通则痛。在这一病理时期，《辨证论·瘘骨》曰：内治之法，必须以活血化瘀为先，血不能活则瘀不能去，瘀不去则骨不能瘘也。故采用活血化瘀，消肿止痛法，拟定当归汤。方中以当归、川芎、红花、桃仁活血化瘀，行滞止痛；丹皮、赤芍凉血活血，祛瘀消肿；三棱、莪术活血化瘀，行气止痛，重用猪苓利水渗湿消肿。诸药合用，能较好地促进离经之血的消散，也有利于组织水肿的吸收。

大医之法四：凉血消肿止痛方

搜索

(1)林熙文验方

药物组成：透骨草 90g，楠香 180g，煅石膏 250g，骨碎补 90g，穿山龙 90g，紫荆皮 90g，芙蓉叶 90g，菊花叶 90g。

用法：诸药共研细末，混合均匀，备用。适量用茶水加蜂蜜各半调成糊状敷贴局部，每日 1 次，每次 6～8 小时，如有发生皮疹或皮肤瘙痒，立即停用。

功效：清热凉血，消肿定痛。

主治：骨关节损伤疼痛。

［林熙文，林熙勇．消肿散治疗骨关节损伤后肿痛 1060 例．中医药通报，2002，1(5)：61～62］

（2）赵祚验方

药物组成：薏苡仁 50g，金银花 30g，赤芍、苍术、天花粉各 15g，穿山甲、黄柏、川牛膝各 12g，防风、当归各 10g，白芷、陈皮、贝母、乳香、没药、皂角刺各 9g，炒甘草 6g。

加减：早期湿热盛，肿胀明显，膝部积水较多，原方加大薏苡仁用量，最多用至 120g，同时加败酱草 30g，疼痛、发热症状缓解，活动改善后，原方加伸筋草、鸡血藤各 20g，木瓜 15g。

用法：每日 1 剂，2 次分服，每次 250ml，水煎服，10 天为 1 疗程。

功效：活血凉血，利湿消肿，通经活络止痛。

主治：膝关节外伤疼痛。

［赵祚，陈利国．仙方四妙合剂治疗膝关节创伤性滑膜炎 128 例．陕西中医，2007，28（10）：1344～1346］

大医有话说

林熙文等运用消肿散治疗损伤早期的疼痛，方中芙蓉叶、菊花叶、石膏清热去湿，泻火解毒；紫荆皮、穿山龙、透骨草、楠香祛风胜湿，消肿止痛；骨碎补补肝肾，续筋骨。上药共奏清热凉血，消肿定痛之功。该方组方合理，疗效显著，且不良反应极小，凡损伤初期，伤处必定肿胀，严重者，或因夹缚不当，或因失治误治，造成整个肢体急剧肿胀，均可治之。赵祚等认为膝关节外伤致局部气血运行不畅，正气亏虚，湿热之邪乘虚而入，同时因局部气血运行不畅，瘀久生热，则成湿热之证。故选用仙方活命饮和四妙丸合剂，方中穿山甲气腥而窜，其走窜之性无微不至，故能宣通脏腑，贯彻经络，透达关窍，凡血凝血聚为病，皆能开之；白芷、防风透达营卫，散结消肿；乳香、没药气香，香能走窜而善行，故能行血散瘀，利气通络，血行气利则疼痛自止；当归、赤芍活血散瘀，消肿止痛；苍术、薏苡仁健脾利湿除痹；血瘀之处必有伏阳，故以金银花、天花粉、黄柏清之，黄柏兼燥湿作用；贝母、天花粉同用，协助清热散结消肿；陈皮行气通络，《本草纲目》谓本品"同补药则补，同泻药则泻，同升药则升，同降药则降"，方中配伍应用加强活血消肿之功；川牛膝活血化瘀，引药下行；痛甚之时，气脉必急，故以甘草缓之，甘草兼调和诸药。诸药合用共奏清热燥湿，活血化瘀，消肿止痛之效。

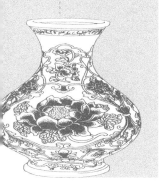

第21章 痿软麻木用对药，轻松摆脱没问题

损伤痿软是指损伤后，筋脉弛缓，筋骨软弱失用，日久因不能随意运行而导致肌肉萎缩的一种病证。"痿"是指肢体痿弱不用。

损伤麻木是指损伤后肢体或局部出现痛觉、触觉和温度觉障碍。麻是指肌肤不仁，但犹觉气微流行；木则痛痒不知，真气不能运及。临床上往往麻木同称；但在轻重程度上却有所区别。一般麻为轻，而木则较重。《杂病源流犀浊·麻木源流》曰："麻木，风虚病亦兼寒湿痰血病也。麻非痒非痛，肌肉之内，如千万小虫乱行，或遍身淫淫如虫行有声之状，按之不止，搔之愈甚，有如麻之状。木不痒不痛，自己肌肉如人肌肉，按之不知，掐之不觉，有如木之厚。"

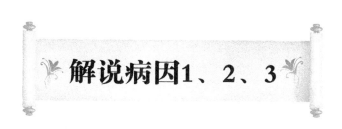

解说病因1、2、3

痿软麻木常见于各种损伤后期，或并发于劳损之时。一般痿软多见于脊柱损伤引起的外伤性截瘫及其他损伤后期之废用性萎缩、关节拘挛等病变；而麻木以颈部、腰部劳损时最为多见，凡各种原因引起的肢体肌肤失于气血的濡养多可以导致麻木。

1. 经脉损伤

颈、胸、腰椎等部位骨折、脱位而致循脊柱走行之督脉（脊髓）损伤、受伤或断离，瘀血凝聚，经脉不通，督脉总督诸阳经的功能失职，真阴之气不能运行于诸经，出现肢体麻木、无知觉、运动功能障碍等，如日久不愈则发展为痿软麻木。

2. 经脉瘀阻

多由经脉遭受震荡或伤后积瘀，或陈伤残留，瘀血未散，停滞凝结，闭阻经脉，或骨折、脱位移位压迫、阻滞经脉，导致经脉功能障碍，产生痿软麻木。如肱骨中下1/3骨折后，桡神经挫伤或受压，伸直型肱骨髁上骨折合并神经、血管的受挫、受压，均可以引起前臂及手部的麻木痿软。

3. 气血亏虚

气有温煦、熏肤、充身、泽毛的作用，血有营养、滋润、灌溉一身的作用。若损伤出血过多，耗血损气；或长期卧床，久卧则伤气；或脾胃素虚，致元气不足，影响温煦、熏肤、濡养、灌溉的作用，而发生麻。《素问·逆调论》说："荣气虚则不仁，卫气虚则不用，荣卫俱虚则不仁，且不用，肉如故也。"《景岳全书·非风》又说："气虚则麻，血虚则木。"可见气血虚可造成麻木，甚则兼见肢体痿软无力。气血虚后，风、湿、寒邪可乘虚而入，导致气血涩滞，壅滞经络而产生慢性腰腿痛，引起麻木。

4. 筋骨不用

筋骨关节，以刚为正，以柔为顺，以用为常，若损伤后，患肢固定时间过长，或卧床过久，或缺乏功能锻炼，久之则肌肉萎缩，肌腱挛缩、关节强直，产生痿软麻木（图 21-1）。

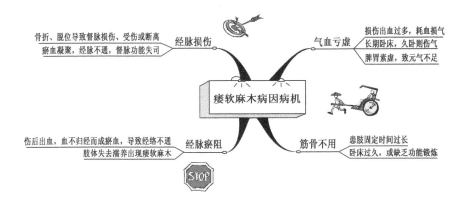

图 21-1　痿软麻木的病因病机

中医治病，先要辨证

（一）损伤麻木（图 21-2）

1. 瘀阻经脉

损伤愈合后，患肢或局部麻木，时作时止，局部可有肿胀，肢体关节活动不利，或沿经脉循行部位麻木，或遇寒冷麻木即作，得温暖则减轻，舌质紫黯，脉弦涩。治宜逐瘀通络，祛风止痛。方用桃红四物汤或活络效灵丹加减。偏上肢麻木者，用桃红四物汤加土鳖虫、地龙、羌活、白芷、防风等；偏于下肢麻木者，用活络效灵丹加味。各种麻木遇寒冷即作，得温暖则减，反复发作，长久不愈，可用独活寄生汤加味，补养肝肾，祛风通络。

2. 气虚麻木

肌肤麻木，神疲乏力，气短懒言，麻木夜轻昼重，遇劳加剧，舌淡，脉细无力。治宜益气温阳，祛风通络。方用补中益气汤合阳和汤加味。若肌肤或项背、上肢、头面的麻木，用神效黄芪汤加减，以补肺益气祛风通络。肌肉间或腰腹、下肢的麻木用补中益气汤加味；若腰、背、项部劳损所致的麻木，用阳和汤加疏风通络之品。

3. 血虚麻木

麻木时作时止，夜间尤甚，伴有头晕目眩，视物昏花，面色苍白无华，舌淡，脉涩。治宜益气养血，佐以通络。方用八珍汤加减。

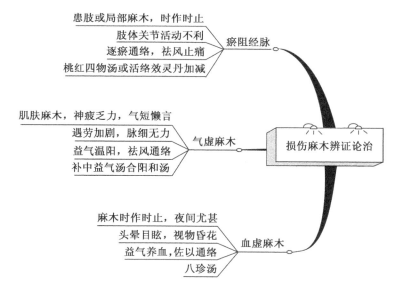

图 21-2 损伤麻木的辨证论治

(二)损伤痿软(图 21-3)

1. 经脉损伤

脊柱外伤，损伤平面以下肢体感觉运动功能丧失，伴有腹胀、发热、二便失禁等，周围神经断裂则出现相应的肢体痿软不仁。治宜祛瘀续断，舒经通督。方用新伤续断汤加减。若神经断裂，则采用手术治疗效果更佳，后期肌肉瘦削、萎缩,筋骨不用者宜补益肝肾、强筋健骨,兼舒经通络,用骨科活络丸、大活络丸、小活络丹等。

2.经脉瘀阻

肢体损伤后,局部青紫肿胀明显,举臂握拳无力,关节屈伸不利,抬腿动脚不能,常伴有肢体麻木不仁。舌质或边尖瘀斑,脉弦涩。治宜活血祛瘀,舒经通络。方用复元活血汤加味。若因骨折、脱位所导致的痿软不用,则用即时手法复位;若因经脉受震,气散气乱或瘀血滞留,经脉闭阻,暂时失去功能所导致的肢体麻木不仁,肌肉软弱无力者,宜选用复元通气散治疗。

3.气血亏虚

肢体痿软无力、麻木,知觉减退,头晕眼花,气短懒言,神疲乏力,面色苍白,舌质淡白,脉细无力。治宜补气养血通络。方用十全大补汤加味。

4.筋骨不用

伤后长期卧床,肢体痿软不用,日久则肌肉萎缩、肌力减退,肌腱挛缩,关节屈伸不利或畸形等症则相继出现。治宜强筋壮骨,补益肝肾。方用壮筋养血汤加味。外伤导致的痿软,初起多为实证,宜理气、逐瘀、活血通络,后期则多为虚证,以肝脾肾不足为主。治以补肝肾,健脾胃,配合针灸推拿、功能锻炼,或采取被动运动,加强肢体活动,这对痿软的恢复和防止肌肉的萎缩极为重要。

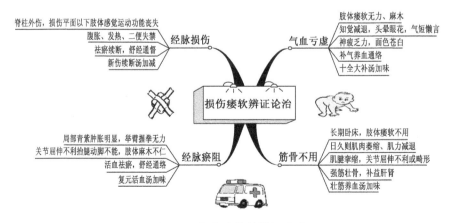

图 21-3 损伤痿软的辨证论治

痿软麻木的大医之法

大医之法一：补气活血通络方

(1)秦有学验方

药物组成：黄芪 60g，当归、赤芍、蜈蚣、全蝎、海风藤各 12g，桃仁、红花、川芎、地龙各 10g，制附子 3g。

加减：血瘀重者加紫丹参；血虚重者加何首乌；痰多湿重者可加半夏、茯苓；肝阳偏亢者加牛膝、龙骨、牡蛎。

功效：益气活血通络。

主治：气虚血瘀导致的肢体麻木症。

［秦有学，张富会．补阳还五汤加味治疗麻木 56 例．陕西中医，1995,16(9):394］

(2)李典旺验方

药物组成：黄芪 60g，当归 15g，川芎 l0g，赤芍 15g，地龙 15g，伸筋草 20g，木瓜 10g，红花 6g，桑枝 20g，草决明 20g，炙甘草 5g。

功效：补气活血，通络熄风。

主治：气虚血瘀所致痿软麻木。

［李典旺．补阳还五汤加减治疗中风后遗症 60 例临床观察．中国卫生产业,2011,14:103］

(3)陈超存验方

药物组成：黄芪 6g，当归 10g，赤芍 12g，防风 12g，桑寄生 30g，巴戟天 12g，丹参 30g，乳香、没药各 6g，甘草 6g，生姜 3 片，大枣 5 枚。

功效：补气活血，补肾通络。

主治：精气亏损，脉络瘀阻型痿软麻木。

［陈超存，玉焕真．黄芪赤风汤治疗痿证验案二则．吉林中医药，2005，25（4）：42］

大医有话说

秦有学认为，麻木病因多端，但发生的主要内在原因是气虚失运或血虚不荣，主张治疗以培补气血为主。根据治病求本的原则，以及《内经》"血气者，喜温而恶寒，寒则泣不能流，温则消而去之"的观点，选用补阳还五汤，酌情加味。重用黄芪，大补元气，使气旺血行，祛瘀而不伤正；当归养血活血；桃仁、红花、川芎活血祛瘀；赤芍既能活血祛瘀，又能清瘀热；地龙、蜈蚣、全蝎、海风藤祛风通经活络；半夏燥湿化痰；茯苓健脾利湿；制附子振奋鼓舞阳气，使气血周行全身，诸药合用，使气血外达肌肤肢体，则病自愈。现代医学研究表明，补阳还五汤能够影响血液流变学，改善血液的浓、黏、凝、聚的状况，提高血浆纤维蛋白溶解酶的活性，具有扩张微血管，改善微循环的作用。同时对血脂亦有一定的影响，所以对高脂血症，高血压病等疗效较好，但对脑出血及大面积的脑梗死引起的麻木疗效较差。李典旺认为补阳还五汤正是注重气虚血瘀之病机而开出的方子。方中重用黄芪补气以行血、使气血旺盛，去瘀血而生新血，并且祛瘀却不伤正。各种实践证明黄芪能明显改善血小板的凝聚率；辅以赤芍、川芎、红花等活血化瘀，疏通经络。诸药联合运用，能够补气通络，行活血化瘀之功，使气旺血行，瘀血祛而经络通。应用本方重用黄芪时要避免太过。黄芪功用补气，久用则令人中满，临证可少佐陈皮、木香等行气之品。再则黄芪性味甘温，久用重用有生热之弊，故应配伍金银花、生薏苡等清热利湿之品，而原方配伍咸寒之地龙，不仅有活血通络之功，而且可防止黄芪甘温太过，即是为此。同时，在应用药物治疗的同时，患者还要注意合理的饮食、保持健康的心理以及正确的康复性训练，使自己早日恢复健康。陈超存等以黄芪为主药，量大可达60g，生能补益卫外阳气而固表，加强防卫功能。现代药理研究证实：黄芪能兴奋中枢神经系统，能增强网状内皮系统的吞噬作用，提高抗病能力。赤芍清热凉血，活血祛瘀，具有较好的通络解痉作用，还可抗炎。防风祛风解表，胜湿解痉止痛，还可对多种细菌有抑制作用。临证时再据证加入丹参、当归、乳香、没药、鸡血藤、桂枝活血化瘀，通络止痛，桑寄生、巴戟天补肾、附子壮阳祛寒等药，故而本方能奏效愈病。正如王清任所谓："此方治诸病皆效者，能使周身之气通而不滞，血活而不瘀，气通血活，何患疾病不除。"

大医之法二：益气温经通痹方

搜索

(1)和传霞验方

药物组成：黄芪 20g，桂枝 15g，芍药 15g，牛膝 12g，鸡血藤 12g，当归 9g，地龙 6g，枸杞子 6g，杜仲 12g，川续断 9g，大枣 6 枚，生姜 6g。

功效：益气温经，和血通痹。

主治：腰椎间盘突出症术后麻木综合征。

[和传霞，黄异飞，董振宇．黄芪桂枝五物汤治疗腰椎间盘突出症术后麻木综合征 54 例．河南中医，2008，28(4)：19～20]

(2)聂小圃验方

药物组成：黄芪 60g，桂枝 15g，白芍 12g，赤芍 12g，川芎 12g，当归 12g，熟地 12g，鸡血藤 30g，骨碎补 15g，淫羊藿 12g，生姜、红姜各 10g。

功效：益气养血，温经通痹，兼以滋补肝肾。

主治：周围神经损伤所致的痿软麻木。

[聂小圃．周围神经损伤从血痹论治．江西中医药，1998，29(5)：11]

大医有话说

和传霞、聂小圃治疗痿软麻木均认为，十二经脉中的阳经受督脉统率，腰为肾之府，项背部为督脉循行部位，腰、项背部损伤均可波及督脉，致经气不旺，故手术致正气虚弱，脉络损伤，瘀血阻滞，气血运行不畅，而引起阳经部位出现麻木，甚至也可累及阴经；水湿内阻，瘀血水湿互结为患，损伤失血过多，血液滋生难以为继，血虚不能濡润肌肤则出现麻木。气虚则输布无力，化源不足，影响气的温煦、熏肤作用，而致麻木之证。故而治疗用黄芪补气，鼓舞卫气以畅血行；桂枝通阳；芍药行血宣痹；姜枣调和营卫，且生姜又可增强桂枝温煦之力，助桂枝走表以散外邪；地龙祛瘀通络；鸡血藤、当归、牛膝活血通脉,柔筋通络;枸杞子、杜仲、川续断、牛膝祛湿兼补肝肾、益添精髓,充养肌肉。现代药理研究表明,黄芪除有耐缺氧、镇痛、抗疲劳作用外,尚能抑制醛糖还原酶,对细胞代谢、核酸代谢有良性调节作用。桂枝有镇痛、扩血管、抗凝血、抑制血小板凝聚、抗炎等作用。白芍有镇痛、抗缺氧、清除自由基、抗炎等作用。大枣有抗疲劳、增强免疫功能等作用。生姜能降脂、镇痛、抗氧化、抗炎、抗血小板聚集,且对环氧合酶及脂氧合酶、血栓素 B_2 等均有抑制作用。本方治疗本病一方面体现了中医益气温经、和血通痹的治则,另一方面能促进局部的血液循环,促进血肿吸收和抑制神经根及其周围水肿,改善神经根的缺血缺氧状态,防止神经根粘连,从而促进神经功能的恢复。治疗同时应重视解除患者的心理压力,以配合恢复正常的工作和生活。

大医之法三:温补肝肾方

搜索

曹在照验方

药物组成:熟地、白芍、怀牛膝、党参、全当归各 15g,枸杞子、杜仲、续断、木瓜各 12g,川芎 10g,乳香、没药各 5g,炙甘草 6g。

加减:患肢欠温、疼痛者加细辛;血虚者加阿胶,党参可易红参;病程较长,恢复较慢者加鹿筋炖服。

功效:温补肝肾,活血通络。

主治:损伤性足痿。

[曹在照.养筋通络汤治疗损伤性足痿 105 例.湖北中医杂志,1997,19(3):26]

大医有话说

此方中枸杞子、杜仲、熟地、续断味甘微温,入肝肾二经,温补肝肾,强筋壮骨,味专力宏。其中杜仲与牛膝、熟地、续断相佐而成;杜仲补肝肾能达下部筋骨气血,牛膝达下而走于经络气血之中,熟地滋补肝肾精髓之内,续断调补肝肾在于曲节气血之间。党参、甘草配伍当归、白芍,以补益气血。近来有人发现当归有促进损伤神经的再生作用,且能延缓肌肉萎缩;川芎、乳香、没药辛温入肝活血行气而使瘀血散新血生;木瓜酸温又能舒筋生液。全方温补肝肾,荣养筋脉,使得筋壮骨健络通,活动功能恢复。

大医之法四:活血化瘀通络方

搜索

(1)黄平验方

药物组成:秦艽 5g,川芎 10g,桃仁 10g,红花 10g,当归 10g,甘草 6g,羌活 5g,没药 8g,五灵脂 10g,香附 5g,怀牛膝 10g,地龙 10g,半夏 15g,橘红 15g,茯苓 10g。

功效:活血行气,祛瘀通络。

主治:腰椎间盘突出症术后麻木。

> [黄平．身痛逐瘀汤加减治疗腰椎间盘突出症术后麻木 75 例． 2004,4(1):53～54]

(2)周正新验方

药物组成:黄芪 30g,当归 10g,桃仁 10g,红花 6g,川芎 10g,赤芍 12g,天麻 10g,地龙 15g,土鳖虫 10g,泽漆 10g,萆薢 10g,茯苓皮 30g,大腹皮 30g(4周后去大腹皮和茯苓皮)。

功效:活血化瘀,利水消肿,逐痰通络。

主治:腰椎间盘突出症术后麻木综合征。

> [周正新,丁锷．活血通络汤治疗腰椎间盘突出症术后麻木综合征临床观察．中医正骨,2002,14(2):14～15]

(3)何贵祥验方

药物组成:桃仁 15g,红花 20g,当归 15g,川芎 15g,赤芍 15g,生地 10g,柴胡 15g,花粉 15g,泽兰 15g,枳壳 20g,丹参 15g,桂枝 6g,伸筋草 6g,甘草 10g。

外用骨科洗药外洗,处方:伸筋草 10g,透骨草 10g,桂枝 10g,艾叶 10g,红花 20g,乳香 30g,没药 30g,桑枝 10g。加水并加陈醋 500ml,浸泡 30 分钟,文火煮 30 分钟,放置温度适宜时,外洗。

功效:活血化瘀,通络消肿。

主治：外伤后血瘀组织所致的痿软麻木。

[何贵祥．中医药治疗臂丛神经损伤 1 例治验．中国社区医师，2008，24(13)：42]

大医有话说

黄平认为本病的发生与劳损外伤、风寒湿邪入侵及肝肾亏损密切相关，手术更致正气虚弱，脉络损伤，瘀血阻滞，气血运行不畅，痰湿内阻，瘀血与痰湿互结为患。其中桃仁、红花、当归、川芎等活血化瘀，兼以养血；没药、灵脂、地龙、香附祛瘀通络，理气活血；秦艽、羌活祛风湿，强筋骨，通经络，利关节，止周身疼痛；牛膝活血通络，引血下行，使瘀血去、新血生，并补益肝肾，使骨健筋舒；甘草调和诸药。如痰瘀不散，疼痛不已者，酌加炮山甲、白花蛇、蜈蚣、土鳖虫以搜风散结，通络止痛；痰瘀痹阻多损伤正气，若神疲乏力，面色不华，可加黄芪、党参之类。周正新等考虑腰椎间盘突出症属中医"腰腿痛"范畴，与瘀血痰湿阻滞经络密切相关。手术更致正气虚弱，脉络损伤，瘀血阻滞，气运行不畅，水湿内阻，瘀血水湿互结为患。本方具有活血化瘀，利水消肿，逐痰通络之功。方中黄芪益气活血利水；当归、赤芍、川芎、桃仁、红花活血化瘀；萆薢利湿浊、通经络；泽漆利水消肿、逐痰散结；地龙、土鳖虫通利经络；天麻专治肢体麻木、手足不遂；茯苓皮、大腹皮助萆薢、泽漆利水消肿。诸药合用，乃取唐容川血既积之，亦能化为痰水之意。现代药理研究表明，川芎、当归和赤芍能抑制血栓素(TXA_2)的生成；天麻对多种炎症的渗出和肿胀均有抑制作用，能抑制 5-羟色胺(5-HT)、前列腺素 E_2(PGE_2)所致毛细血管通透性增加。因此，该药能够促进局部血液循环、促进血肿吸收和抑制神经根及其周围水肿，从而改善神经根的缺血缺氧状态、防止神经根粘连，促进神经功能的恢复。

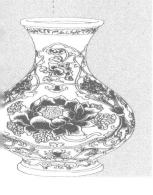

第22章 伤后健忘莫大意，谨慎用药效果好

　　损伤健忘是指损伤后记忆力明显减退。表现为记忆力差，容易忘事，虽然再三思索，仍不能想起，因此做事往往有始无终，说话有头无尾。伤后健忘，多由瘀血，血虚，精亏所致。《血证论·健忘》说："凡心有瘀血，亦令健忘"，"凡失血家猝得健忘者，每有瘀血。"而《丹溪心法·健忘》则认为"健忘精神短少者，多亦有痰者"，表明气血逆乱，痰浊上扰亦可引起健忘。本病常见于头部内伤，或其他较重损伤之后。健忘之证主要与心、脾、肾三脏关系最为密切。

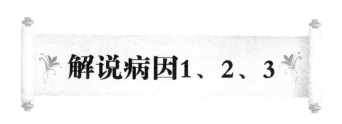

解说病因1、2、3

1. 瘀阻清窍

头部内伤,瘀血闭阻清窍。早期则扰乱神明,神志不清,或昏迷,或谵妄。由于失治,或治疗未彻底,瘀血祛而未尽,窍隧通而未畅,脑髓濡养不足,导致伤后出现头晕、头痛、遇事健忘。

2. 气血亏虚

重伤失血过多,失于治疗;素体脾胃虚弱,伤后久病卧床,脾胃呆滞,纳食减少,气血生化之源不足,导致气血两亏,清阳不振,脑海失养,故而出现健忘。

3. 肾精亏损

肾主骨,藏精生髓,髓海充足则骨骼坚,思维敏捷。若骨折、脱位或颅脑损伤,耗髓伤骨,导致精髓亏虚,或素体先天不足,伤后调摄不当,肾精亏耗,髓海空虚,则胫酸眩冒,记忆力减退。

4. 血虚阴亏

重伤,亡血、失血后,失于治疗,或调摄不当,或素体虚弱,可导致血虚阴亏,阳气逆乱,心神不明,发为健忘之证(图 22-1)。

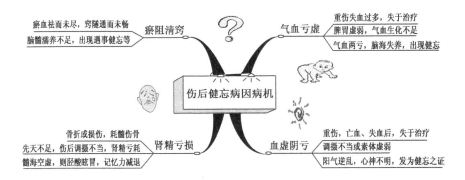

图 22-1　伤后健忘的病因病机

中医治病，先要辨证

本症分虚实论治,损伤初期多为瘀阻窍隧,治疗多以通窍活血之法;后期多为血虚、精亏,治疗多以补益气血、滋肾补髓为主。但是伤后多瘀,因此,在补益的同时,应适当佐以活血通络之品。

1. 瘀阻清窍

健忘心悸,头晕头痛,烦躁不安,胸胁痞满胀痛。若头部内伤,常常变现为近事遗忘,对受伤当时及伤后的情况不能记忆,舌质紫黯,脉弦涩。治宜通窍活血。方用通窍活血汤加减。对于中后期存在气血亏虚者,可适当加入益气之品。

2. 气血亏虚

健忘,失眠多梦,头晕心悸,肢倦乏力,面色无华,饮食无味,舌质淡,苔薄,脉细弱。治宜补养心脾,益智安神。方用归脾汤加减。

3. 肾精亏损

记忆力差,或事后即忘,耳鸣失聪,头晕头痛,视物模糊,多梦遗精,腰膝酸软,舌淡少苔,脉沉细。治宜滋肾补髓。偏于肾阴亏虚者,方用左归丸加减;偏于肾阳虚者,方用右归丸加减。

4. 血虚阴亏

肢体倦怠，面黄肌瘦，头眩心悸。治宜补气养血，安神益智。方用八珍汤或天王补心丹加减（图22-2）。

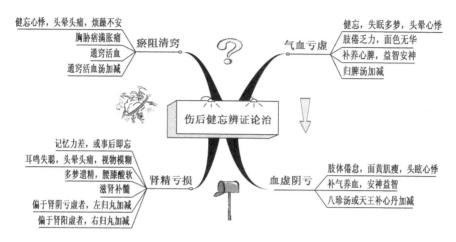

健忘心悸，头晕头痛，烦躁不安
胸胁瘀满胀痛
通窍活血
通窍活血汤加减 ——— 瘀阻清窍

?

气血亏虚 ——— 健忘，失眠多梦，头晕心悸
肢倦乏力，面色无华
补养心脾，益智安神
归脾汤加减

伤后健忘辨证论治

记忆力差，或事后即忘
耳鸣失聪，头晕头痛，视物模糊
多梦遗精，腰膝酸软
滋肾补髓
偏于肾阴亏虚者，左归丸加减
偏于肾阳虚者，右归丸加减 ——— 肾精亏损

血虚阴亏 ——— 肢体倦怠，面黄肌瘦，头眩心悸
补气养血，安神益智
八珍汤或天王补心丹加减

图22-2 伤后健忘的辨证论治

损伤健忘是伤后常见的病证，而且往往与失眠、心悸、头晕头痛等症状同时出现，所以治疗上可与相关章节互参。

伤后健忘的大医之法

大医之法一：补肾益精方

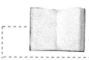
搜索

（1）段保亮验方

药物组成：石菖蒲、远志、熟地黄、川芎、鹿角胶、何首乌、当归、郁金。

加减：脾虚者加黄芪、白术、茯苓；肾虚者加龟板、阿胶；瘀血者加桃仁、红花;痰盛着加制半夏、制胆南星。

功效:补肾益精,活血化瘀。

主治:缺血性脑血管病引起的健忘。

[段保亮.自拟醒脑汤治疗血管性痴呆 80 例.光明中医,2010,25
(8):1386～1387]

(2)樊永平验方

药物组成:熟地黄 15g,山茱萸 12g,怀山药 15g,炙龟板 12g(先煎),丹皮
9g,肉桂 3g(后下),瓜蒌 15g,川黄连 3g,清半夏 12g,石菖蒲 12g,桃仁 9g,水
蛭 5g。

功效:补肾益脑,活血化瘀,通络止痛。

主治:术后健忘。

[樊永平,张庆.仲景方在颅脑术后并发症中的应用.中华中医药
杂志,2005,20(11):674～676]

(3)耿海玉验方

药物组成:枸杞子 25g,节菖蒲 15g。

加减:兼头晕者加生地 12g,天麻 10g;兼耳鸣者加黄肉 10g,熟地 12g;兼
心悸者加炙甘草 19g,五味子 10g,柏子仁 10g;兼寐差者加茯神 15g,远
志 15g。

功效:滋养肝肾,养心安神,健脑益智。

主治:术后老年健忘症。

[耿海玉.中西医结合治疗老年健忘症 28 例.现代中西医结合杂
志,2001,10(11):1058]

大医有话说

段保亮认为肾精是脑发挥功能的主要物质基础,肾精亏虚、脑髓失养、
神机失用易发痴呆。血液具有濡养全身脏腑器官的功能,为心所主。血与
精关系密切,表现为生理上精血同源互化,病理上相互影响。脑脉不通,血
行不畅,则血不化精养髓,进而出现神明不利、灵机失用,发为健忘。所以,
肾精亏虚、瘀血阻络是发病基础,脑髓不足、神机失用是该病的基本病机,治

疗当以补肾益精,活血化瘀为法。本方中采用苦甘涩微温,阴不甚滞,阳不甚燥,得天地中和之气,专入肝肾的何首乌,补益肝肾,益精生髓;熟地性味甘温,入肝肾而专攻养血滋阴,填精益髓;鹿角胶味甘咸,性温,归肝肾经,以补肝肾,益精血;当归气味甘温,能和血补血,精血相生;川芎性辛温,上行头目,血中气药,与当归相伍,使补而不滞;郁金性辛苦寒,行气解郁,以解君药滋腻之弊;石菖蒲性辛苦温,芳香而散,有开窍醒神,益智之功,并可化湿和胃,防止补药滋腻,滞脾胃,碍运化;远志味辛,入心开窍,为宣散之药,可安神益智,祛痰开窍,本药既能开心气而宁心安神,又能通肾气而强志不忘,为安定神志,益智强心之佳品。全方通补结合,补而不滞,诸药配合,滋补温养精血,通行血脉,共奏补肾填精,化瘀通窍之功能。研究显示,本方能明显提高患者的认知能力、记忆能力和日常生活能力,有效改善中医临床症状,提高患者的生活质量。樊永平认为术后健忘的辨证治疗可参考术后头痛,但健忘尤以肾虚髓亏为要,故补肾更为重要,如生熟地、山茱萸、制首乌、女贞子、菟丝子、五味子,适当加入血肉有情之品如鹿角胶、龟板胶、紫河车等,则疗效更佳。耿海玉治疗本证以虚为本。方中枸杞子是药食皆宜之佳果,有补肾益精之功效。药理学研究其有降血脂、护肝、增强免疫功能等作用。《药性论》盛赞其功,谓能"补精气诸不足,易颜色,变白,明目安神,令人长寿",充分肯定了它的益智健身作用。菖蒲则为古代服食之要药,《道藏》有"菖蒲传",谓菖蒲能使"骨髓充,颜色泽,白发黑,齿落更生"。菖蒲之功,药在芳香开窍,益智安神,《神农本草经》说它久服不忘,不迷惑,益心智,高志不老。菖蒲性温,枸杞子则偏于寒,两药同用,寒温相济,有助于健脑养生。根据这二药的药理作用,适宜于老年人长期服用,亦可与其他药物配伍使用,不仅经济实惠,且疗效显著,同时也可用来预防老年性痴呆。

大医之法二:活血化瘀通络方

搜索

(1)姚祥坤验方

药物组成:酒炒当归15g,赤芍12g,酒炒川芎15g,桃仁10g,红花10g,三七粉6g(吞),延胡索10g,土鳖虫10g,制香附10g,羌活10g。

加减:兼气虚者,加黄芪、白术;兼血虚者,加何首乌、阿胶;头眩者,加天麻、钩藤;肝郁者加柴胡。

功效:活血化瘀,通络止痛。

主治:脑外伤综合征。

[姚祥坤.中药治疗脑外伤综合征临床观察.吉林中医药,2000,6:41～42]

(2)闫士钦验方

药物组成:桃仁、红花、当归、生地、柴胡各 12g,川芎、枳壳、甘草各 9g,桔梗 6g,牛膝 20g,赤芍 15g。

加减:伴头痛甚者加蜈蚣 2 条;伴头晕耳鸣者加泽泻 12g,磁石 30g;伴不寐多梦者加胡桃仁 18g,炒酸枣仁 30g。

功效:活血化瘀,行气通络。

主治:脑外伤后遗症所致健忘。

[闫士钦.血府逐瘀汤配西药治疗脑外伤后遗症 42 例.陕西中医,2006,27(11):1401～1402]

(3)刘雪梅验方

药物组成:蜈蚣 2 条,地龙 12g,僵蚕 15g,赤芍 20g,川芎 12g,丹参 20g,鸡血藤 30g,泽兰 15g,路路通 30g,菖蒲 10g。

加减:若痰浊盛者加陈皮、清半夏、远志;兼痰热者加黄芩、天竹黄;头昏耳鸣远者加首乌、胡桃肉、熟地、磁石等。

功效:活血化瘀,理气通络。

主治:脑挫伤后遗症。

[刘雪梅,刘兰英,苟祯学,等.三虫汤治疗脑挫伤后遗症 35 例.川北医学院学报,1999,14(3):75]

(4)玉焕真验方

药物组成:桃仁 12g,红花 10g,赤芍 12g,川芎 12g,麝香 0.2g,大枣 5 枚,老葱 3 根,生姜 3 片,柴胡 12g,香附 12g,黄酒 150ml。

功效:活血化瘀,开窍醒脑。

主治:脑络瘀阻之健忘实证。

［玉焕真,陈超存．痴呆健忘治验．实用医技杂志,2005,12（9）：
2668］

大医有话说

姚祥坤认为,脑为元神之府,外力作用于脑部,使头部受到损伤,伤后颅内瘀积,血流不畅,"不通则痛"。故脑外伤综合征的病机为瘀血阻滞脉络,脑失所养,元神失主,所以出现健忘等症状。"留者攻之",因此治以活血化瘀为主。方中当归、川芎、桃仁、红花活血化瘀,疏通经络,土鳖虫、延胡索兼有止痛之功,三七粉活血宁血,香附行气,气行以助血行,羌活能引药力达病所。全方合用,能使气行血通,瘀祛新生。闫士钦认为外伤导致瘀血阻滞头面经络不通则头痛,头晕、健忘则属头脑伤元神受损的表现。血府逐瘀汤中桃仁四物汤活血化瘀,扩张脑血管,改善脑组织血液循环,促进组织修复;枳壳、牛膝、柴胡调理气机,使气血调和,血瘀而气不滞,从而纠正脑髓功能失调;甘草调和诸药;全方合用达瘀散病解、益脑健肾之功。刘雪梅等认为脑挫伤后遗症多为暴力所致头部而造成瘀血停滞,脑脉不畅。正如《内经》云:"有所堕坠恶血留内。"临床上很多病例虽经急救处理缓解后,但常留下头痛头昏、失眠健忘,纳差泛沤等某些神经方面和精神方面障碍的症状,迁延日久,往往使医者棘手。本方用蜈蚣、地龙、僵蚕祛风解止痛;赤芍、川芎、丹参、鸡血藤、泽兰、路路通化瘀通络止痛,加菖蒲通阳化湿开窍。全方共呈化瘀通络止痛、化湿开窍之功。旨化瘀去络畅、诸症悉除之目的。此外,从疾病的属性看,尤都属实证,但在病变过程中,也常常见到虚候及虚中挟实之象,因此,可酌情化方中加入黄芪、党参之属,意在益气活血,攻补兼施,其效更著。玉焕真等治疗因头部外伤史而致健忘症的病人,一般考虑多外伤致气滞血瘀而表情淡漠、神志逆乱,因脑络瘀阻故脑海失养,形似痴呆,健忘头痛。脑为元神之府,健忘乃脑络瘀塞,神明失用的表现,病属实证,故"疏其血气,令其调达而致和平",采用活血化瘀之法,方宜选通窍活血汤化裁。方中桃仁、红花、赤芍、川芎均有活血祛瘀之功;姜、葱使行血之品上达巅顶;大枣缓中;黄酒引经;柴胡、香附疏肝理气,气行血活;麝香芳香走窜,无处不到,可引导活血,祛络中之瘀,以治头中之瘀血。全方配合,祛瘀通窍,活血通经,使瘀血去,新血生,脑海得以充养,故神志恢复如常,健忘乃愈。

大医之法三:化痰宁神通络方

搜索

(1)刘俊峰验方

药物组成:熟地黄、制首乌各 21g,山茱萸、菟丝子、桃仁、红花、菖蒲、郁金、远志、白芥子、益智仁各 15g,黄芪 30g,胆南星 12g,水蛭 6g(研冲),蜈蚣 2 条(研冲),甘草 3g。

加减:血压偏高者加钩藤、菊花、夏枯草;眩晕重加天麻、泽泻、白术。

功效:益肾化痰,活血通络。

主治:健忘失名症。

> [刘俊峰,李刚毅.益肾化痰通络法治疗中风健忘失名症 20 例.河南中医,2002,22(3):44~45]

(2)安宏峰验方

药物组成:半夏 9g,白术 9g,天麻 6g,陈皮 6g,菖蒲 9g,远志 9g,甘草 3g,生姜 2 片,大枣 3 枚。

功效:化痰宁心,安神除烦益智。

主治:痰浊阻滞所致的健忘症。

> [安宏峰.加味半夏白术天麻汤治疗神经衰弱 52 例.中国中医药科技,2002,9(2):77]

大医有话说

刘俊峰等考虑脑为元神之府、精髓之海,实记性之所凭也。陡然忘之,尽力思索而不得,乃为肾精亏虚,痰瘀阻络,脑元失养,心神被扰所致。故治宜益肾通络,化痰宁心为主。基本方中熟地黄、首乌、山茱萸、菟丝子、益智仁益精填髓,补肾健脑,桃仁、红花、黄芪、水蛭、蜈蚣益气化痰,活血通络;菖蒲、远志、白芥子、胆南星化痰宁心,启窍生慧,配合丹参针、脉络宁针等增强化瘀扩管,降黏除风作用,使脑内瘀祛络通,脑髓得补,心窍得启,神明渐清,遗忘失记失名之症而渐愈。安宏峰考虑"脾在志主思","思伤脾","思则气结"。思虑过度,气机阻滞,脾胃运化无力,升降失常。清者不升大脑不得濡养，浊者降聚湿生痰。痰湿扰乱神明便可产生心烦不安、健忘失眠等症。病变部位在脑，根却源于脾。本着治病求本的原则，治疗应着重脾胃。《脾胃论》："足太阴痰厥头痛非半夏不能疗，眼黑头旋风虚内作非天麻不能除。"白术、陈皮健脾除湿升阳益胃，治病之本；菖蒲辛温行散、宣气通窍，既能化湿醒脾、通畅气机，又能化浊痰、开窍宁神；远志益肾强志，既能宁心安神治失眠，能豁痰开窍心烦。二药伍用名"远志汤"，在《圣济总录》中就有记载。二方合健脾利湿化痰开窍，宁心安神除烦益智，疗病之标，标本兼顾，相得益彰，疗效满意。

大医之法四：补益气血方

搜索

（1）卢永兵验方

药物组成：党参 10g，黄芪 15g，白术 10g，大枣 15g，山药 15g，黄精 10g，茯苓 12g，石菖蒲 12g，远志 8g，炒枣仁 15g，山楂 12g，丹参 10g，川芎 6g。

功效：补心脾，益气血。

主治：健忘症气血亏虚型。

> ［卢灿辉，林汉平，卢友祥，等．卢永兵治疗老年健忘症的经验．北京中医药，2008，27（3）：177～178］

（2）刘勇筑验方

药物组成：人参 12g，白术 12g，黄芪 24g，茯神 18g，炙甘草 6g，当归 12g，龙眼肉 12g，酸枣仁 18g，远志 9g，木香 12g，陈皮 9g。

功效：补脾益气，补血养心。

主治：健忘症气血亏虚型。

> ［刘勇筑，杨建忠，赵根生．电针配合中药治疗学生健忘症 48 例．现代中医药，2007，27（3）：59～60］

大医有话说

《寿世保元》曰："夫健忘者，徒然而忘其事也盖主于心脾二经，心之官则思，脾之官亦主思。此由思虑过度，伤心则血耗散，神不守舍，伤脾则胃气衰愈,则疾愈深。"《丹溪心法》曰:"遇事多忘,乃思虑过度,病在心脾。"《医林改错》说:"脑气虚,脑缩小。"方中参、芪、术、枣、山药、黄精益气生血,丹参、川芎活血养血,枣仁、石菖蒲、远志、茯苓益智宁心。心脾健,气血充,髓海盈,心脑有所养,则记忆力渐复。刘勇筑等认为健忘症属中医的"喜忘"或"善忘"。本病与心脾肾关系密切,多由心脾不足,心肾不变而引起。盖心脾主血,肾主精髓,思虑过度,伤及心脾,则阴血损耗,肾精虚衰,则脑失所养,皆能令人健忘。其治疗应补养心脾,健脑强肾生髓。故选用归脾汤化裁治疗。

大医之法五:滋阴养血方

搜索

王霞验方

药物组成:黄连 12g,黄芩 6g,阿胶 15g(烊化),白芍 12g,鸡子黄 10g,陈皮 15g,茯神 12g,丹参 20g,郁金 15g,合欢皮 15g,菖蒲 12g,远志 12g,炒枣仁 15g,夜交藤 30g。

加减:若烦躁易怒、多梦、目赤口干去夜交藤、茯神改为茯苓 15g,龙胆草 15g,栀子 15g,柴胡 10g;若心烦不宁、惊悸怔忡倍黄芩 10g,加栀子 15g,寸冬 15g,莲子 15g;若胸闷心烦、泛恶暖气倍菖蒲 15g,加姜半夏 12g,竹茹 12g;若神疲食少、面色少华、四肢倦怠去黄连、黄芩加人参 12g(先煎),黄芪 30g,当归 15g,龙眼肉 12g;若胆怯心悸、遇事易惊加龙齿 30g,牡蛎 30g,人参 12g(先煎)。

功效:补气养血,滋阴清热。

主治:少阴热化之健忘症。

［王霞.黄连阿胶汤治疗神经衰弱 60 例.现代医药卫生,2003,19(9):1162～1163］

大医有话说

对于血虚阴亏型健忘症,王霞采用《伤寒论》中治疗少阴热化证的黄连阿胶汤加减后治疗本病。方中黄连、黄芩可清心降火,解热除烦,研究证明黄连中所含的黄连素在体内可加强白细胞的吞噬能力,有扩张末梢血管和解热等作用;黄芩也有解热镇静的作用;方中阿胶、鸡子黄、白芍可滋肾育阴、补养营血以安心神,阿胶水解后产生的赖氨酸、精氨酸等有加速红细胞、血红蛋白生成的作用;夜交藤、白芍、合欢皮、栀子、龙眼肉等,起到调节自主神经紊乱,恢复机体生理平衡的作用。本着"胃不和则卧不安"的教诲,基础方中陈皮、茯神、菖蒲等可以健脾理气和胃,促进食物及药物的消化与吸收。另加的丹参、郁金等活血补血药又兼顾了久病必瘀的观念。诸药合用则共奏滋阴清热,健脾和胃,镇静安神,交通心肾之功效。

第23章 伤后眩晕莫着急，中医名方有办法

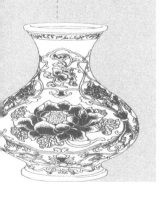

目视昏花是眩，头觉旋转是晕，二者常常同时出现，故统称为"眩晕"。轻者闭目即止；重者如坐车船，旋转不定，不能站立，或伴有恶心、呕吐、汗出、甚至昏倒等症状。损伤眩晕指的是因损伤而发生的眩晕之症，常见于颅脑损伤、损伤后贫血、颈椎病等。

解说病因1、2、3

本病发生的原因，历代医籍论述颇多。早在《素问·至真要大论篇》有"诸风掉眩，皆属于肝"，《灵枢·海论》有"髓海不足"等记载，以后的许多医著又认为"风火"致眩，"无痰不作眩"和"无虚不作眩"，但是损伤眩晕离不开气血的变化。一般对于损伤后眩晕的发生可以归纳为以下几个方面：

1. 瘀阻清窍

多见于头部受伤之后。头为诸阳之会，清气上升交会之所，耳目口鼻皆清空之窍，头部损伤后瘀血内留，清窍蒙蔽，清气不升，浊阴不降，发为眩晕。

2. 肝阳上亢

损伤之初、中期，尤以头部伤后，恶血停积，恶血归肝，瘀积化火，使肝阴暗耗，肝阳上亢，风阳相搏，上扰清空，发为眩晕。

3. 痰瘀交阻

多见于损伤后期或过去有损伤史，中年以后，气血渐衰，加之平素积劳，气血失和，痰湿内生，积痰瘀浊交阻，脉络痹阻，清浊升降失司，以致眩晕。

4. 气血亏虚

伤后失血，或伤久不愈，耗伤气血，以致气血亏虚，脑失所养，则眩晕随之而生。正如《灵枢·口问篇》所说："上气不足，脑为之不满，耳为之若鸣，头为之若倾，目为之眩。"

5. 肾精不足

肾为先天之本，藏精生髓，若先天不足，复遇损伤；或损伤后的慢性腰腿痛、骨髓炎、骨结核等，使肾精亏耗，而脑为髓之海，髓海不足，遇事上下俱虚，则发生眩晕（图 23-1）。

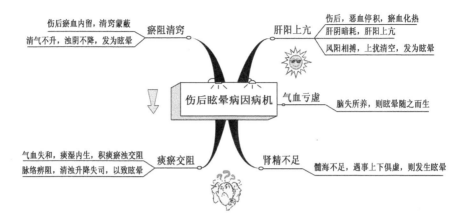

图 23-1　伤后眩晕的病因病机

中医治病，先要辨证

根据发病的原因及临床所见，归纳为如下五种类型，加以叙述。其中损伤初期以瘀阻清窍最为多见，中后期以肝阳上亢及气血亏虚多见。

1. 瘀阻清窍

头晕目眩，耳鸣有声，颈项强直，饮食难进，或见头痛频发，恶心呕吐，头面伤处青紫肿胀，舌苔薄质黯，脉弦细或涩。治宜活血化瘀，升清降浊。方用柴胡细辛汤加减。

2. 肝阳上亢

眩晕耳鸣，头痛目胀，每因烦劳或恼怒而头晕、头痛增剧，面色潮红，急躁易怒，少寐多梦，口苦，舌质红，苔黄，脉弦数。治宜平肝潜阳，清火熄风。方用天麻钩藤饮加减。

3. 痰瘀交阻

眩晕而见头重如蒙，胸闷泛恶，少食多寐，往往在旋动颈项时眩晕加重，起病缓慢，或兼有肩臂麻木疼痛，舌苔白腻，脉濡滑。治宜益气活血，燥湿化痰。方用补阳还五汤合半夏白术天麻汤加减。

4. 气血亏虚

眩晕动则加剧，劳累即发，面色苍白，唇甲无华，心悸失眠，神疲懒言，饮食减少，舌质淡，脉细弱。治宜补养气血，健运脾胃。方用归脾汤加减。若偏于血虚者，可加熟地、阿胶、紫河车粉，并重用黄芪、党参，补气生血。

5. 肾精不足

眩晕健忘，神疲乏力，腰膝酸软，耳鸣遗精。偏于阴虚者，五心烦热，舌质红，脉弦细；偏于阳虚者，四肢不温，舌质淡，脉沉细。偏于阴虚者，治宜补肾滋阴；偏于阳虚者，治宜补肾助阳。偏于肾阴虚者，方用左归丸加减；偏于肾阳虚者，方用右归丸加减。若眩晕较重者，二方均可加入龙骨、牡蛎、磁石之类，以潜浮阳（图 23-2）。

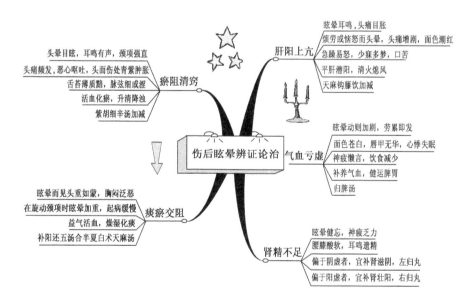

图 23-2　伤后眩晕的辨证论治

207

伤后眩晕的大医之法

大医之法一：益气养血方

搜索

(1)许毅强验方

药物组成：黄芪 20g，党参 20g，白术 15g，茯苓 12g，甘草 6g，当归 15g，白芍 20g，川芎 12g，葛根 30g，酸枣仁 15g，红花 6g，威灵仙 12g。

功效：益气补血。

主治：气血亏虚型颈性眩晕。

> ［许毅强．八珍汤加味治疗气血亏虚型颈性眩晕 51 例疗效观察．实用中西医结合临床，2010，10(2)：49～50］

(2)张洪清验方

药物组成：当归 12g，白芍、党参、熟地黄各 10g，川芎、白术、茯苓各 9g，甘草 6g。

加减：若痰浊中阻、眩晕明显者加橘红、半夏、天麻；心脾两虚、健忘寐差者加枣仁、远志、莲子；肝火偏旺、面红目涩者加石决明、牡丹皮、钩藤；肾精不足、腰酸耳鸣者加首乌、菟丝子、炒杜仲；食滞胃呆，饱胀纳差加莱菔子、苏梗、神曲。

功效：补气养血。

主治：颅脑外伤综合征。

> ［张洪清，左明晏，孟德玉．八珍汤治疗颅脑外伤后综合征 90 例．光明中医，2010，25(6)：1011］

(3)王先锋验方

药物组成：人参 15g，黄芪 30g，当归 15g，白术 15g，茯神 15g，川芎 10g，红花 6g，丹参 10g，龙眼肉 10g，酸枣仁 30g，木香 10g，远志 15g，炙甘草 6g，生姜 10g，大枣 10g。

功效：补血养心，益气安神。

主治：颅神经微血管减压术后眩晕。

> ［王先锋，徐红妹．颅神经微血管减压术后眩晕的中药疗法．中国中医药现代远程教育，2010，8(13)：127～129］

大医有话说

　　许毅强在临床治疗中发现气血亏虚是颈性眩晕基本病机，治疗以补气活血为原则。八珍汤方中八珍补气活血，红花活血化瘀，葛根解肌止痉，威灵仙祛风湿、通经络、止痹痛，酸枣仁养心安神。现代医学研究证实，黄芪有扩张血管的作用，能改善血液循环及营养状况；白芍有抗炎、镇痛、扩张血管、增加血流量之功效；葛根有扩张血管作用，能改善心脑血供，缓解脑血管平滑肌痉挛，对微循环障碍者有明显的改善作用；川芎中的主要成分是川芎嗪，大剂量的川芎嗪能扩张血管，促进血液循环，降低血黏度；红花能改善微循环，降低血黏度，并增强主要器官缺氧的耐受力。全方诸药相配，共奏补气活血通络的作用，改善椎-基底动脉的血液供应，达到较好治疗效果。张洪清等认为由于跌倒撞击，闪挫损伤脑府，致局部气血瘀阻、脉络不通，久则气亏、血少脉络失养，故出现伤后眩晕头痛；髓海失养、精明失濡，则头晕失眠等；情志抑郁，肝体失养、肝用失疏则见烦躁易怒，甚则出现癔症样症状。吴昆在《医方考》中论及八珍汤时曰："气血，人身之阴阳也，两相得则治，一有失则病。故阴血虚损，则阳气独治，阳气亲上，故令头痛、眩晕。是方也，当归、川芎、芍药、地黄，味厚养血之品也，复用人参、白术、茯苓、甘草甘温之品以养气者，何哉？太极之妙，阴生于阳，故兼用此辈以益气耳。或问头痛而用人参，阳邪不益亢乎？余曰：虚火可补，人参、黄芪之类，此之谓也。"此为八珍汤治疗气血亏虚之证的注解。文献报道党参及白芍均有增强组织细胞耐缺氧作用；川芎可迅速透过血脑屏障，发挥扩张脑血管，改善微循环，增加脑血流量作用；党参、白术、川芎、当归、白芍等均具有降低血小板聚集而抗凝血作用。本方重补气血，亦可补肝体达肝用，以达脉络充盈，血通气调之效。王先锋认为本病中的眩晕亦可用无虚不作眩来解释，颅神经微血管减压术后导致气血亏虚，气虚清阳不展，清气不升，脑窍不利；血虚既致肝失所养,虚风内动,更因精血髓相互资生,一荣俱荣,一损俱损,而致精髓不足,脑海失养,发为眩晕。同时血虚的患者亦容易导致血瘀,瘀血阻滞经脉,头目荣养不足而更加加重眩晕诸症。方中黄芪甘微温,补脾益气;龙眼肉甘温,既能补脾气,又能养心血;人参、白术甘温补气,与黄芪相配,加强补脾益气之功,使气旺以促血行,祛瘀而不伤正;当归甘辛微温,滋养营血,与龙眼肉相伍,增加补心养血之效,同时当归又补血活血、祛瘀而不伤血;川芎、丹参、红花助当归活血祛瘀;茯神、酸枣仁、远志宁心安神;木香理气醒脾,与补气养血药配伍,使之补而不滞,使气旺血行,瘀祛络通;炙甘草补气健脾,调和诸药;姜枣调和脾胃,以资生化。全方具有补气养血、祛瘀通络之效,气血亏虚、血瘀络阻引发的眩晕有确切的疗效。总之,全方补中寓通,通中有补,通补兼施,虚瘀共治,以补气养血,佐以行气活血之效,用之临床较一般治疗眩晕之药疗效为佳。

大医之法二:补肾活血通络方

搜索

(1)梁祖建验方

药物组成:补骨脂 15g,狗脊 15g,葛根 20g,天麻 12g,白芍 30g,半夏 12g,茯苓 12g,白术 15g,川芎 10g,丹参 10g,路路通 12g,僵蚕、钩藤、龙骨、牡蛎各 12g,甘草 6g。

加减:偏湿者加薏苡仁 30g,泽泻 12g;偏阴虚者加龟板 30g;偏阳虚者加淫羊藿 12g;偏风者加防风 12g;恶心呕吐甚者加旋复花 12g,生姜 3 片;心悸失眠者加酸枣仁 20g,远志 12g。

功效:补肾活血,通络潜阳。

主治:椎动脉型颈椎病所致眩晕症。

[梁祖建,陈希,何铭涛,等.补肾活血通络方治疗中老年椎动脉型颈椎病 64 例.吉林中医药,2009,29(6):488~489]

(2)夏志强验方

药物组成:葛根 30g,桂枝 10g,川牛膝 10g,续断 10g,田三七 6g,丹参 12g,赤芍 15g,川芎 10g,补骨脂 10g,天麻 10g,甘草 3g。

功效:理气活血,补肾通络。

主治：气滞血瘀型颈源性眩晕。

[夏志强．加减葛根汤治疗气滞血瘀型颈源性眩晕 50 例临床观察．中医药导报，2008，14(7)：31～32]

大医有话说

　　梁祖建等认为肾虚不能生髓濡骨，是颈椎骨质退行性变的关键因素。椎动脉型颈椎病是由于颈椎急剧扭曲或慢性疲劳性损伤或外伤，引起椎间隙狭窄，横突间距离减小，钩椎关节增生，韧带松弛，椎间关节失稳或颈椎间盘退变等引起血管迂曲痉挛，椎动脉管腔狭窄，动脉壁的压力增加，血流阻力增加，造成椎-基底动脉供血不足，导致脑内微循环障碍所致。方中补骨脂、狗脊补肾壮骨；葛根解痉，升举阳气，改善脑血流量，使脑有所养；天麻息风止痉以止眩晕；白芍柔肝；半夏燥湿化痰；茯苓、白术健脾祛湿；川芎、丹参活血祛瘀；路路通通络；甘草调和诸药。全方共奏补肾壮骨，健脾化痰，活血通络之功。诸药合用，相得益彰，从而达到标本兼治，消除眩晕之目的。颈源性眩晕主要由于颈椎及软组织退变引起的有关结构失稳移位，直接压迫椎动脉，以及增生物刺激穿行于椎枕部的颈神经分支及椎动脉壁上交感神经而引起椎动脉及其分支痉挛，导致椎-基底动脉供血不足而出现的症状。夏志强认为病邪长期作用于颈椎，加之体弱气虚，骨骼退变，引起颈项血瘀，经脉失养，导致眩晕、项强等诸症发生，可见气滞血瘀是本病的主要病理机制。方中葛根为主，配桂枝，益气升阳，温通经脉；配丹参、赤芍、川牛膝、川芎、三七，活血通经，以增加脑血流量和氧供应；配续断、补骨脂，补益肝肾、强筋壮骨、通利血脉；配天麻息风通络，平眩祛晕。诸药合用，共奏治疗颈源性眩晕病之良效。

大医之法三：活血化痰方

搜索

(1)赵青春验方

　　药物组成：葛根 30g，桂枝 6g，白芍 20g，甘草 10g，桃仁 10g，红花 10g，菖蒲 10g，土元 15g，黄芪 20g，白芥子 6g，杞子 15g，炙麻黄 5g。

　　加减：阴虚加麦冬 15g，生地、熟地各 12g；肾虚加肉苁蓉 10g，巴戟天

10g;虚阳上亢加代赭石 30g,石决明 30g。

功效:益气通阳,祛瘀豁痰。

主治:脑外伤性眩晕。

[赵青春,祖丽华.葛根汤加减治疗脑外伤性眩晕 50 例.时珍国医国药,2006,17(2):252～253]

(2)张静验方

药物组成:姜半夏 10g,陈皮 6g,茯苓 15g,白术 15g,天麻 10g,泽泻 15g,川芎 10g,生山楂 15g,葛根 30g,当归 15g。

功效:化痰活血。

主治:后循环梗死性眩晕。

[张静,王京奇.化痰活血汤治疗后循环梗死性眩晕 30 例临床观察.北京中医药,2010,29(2):115～116]

大医有话说

眩晕之证多属本虚标实,脑外伤性眩晕亦不外此证。该病多因跌仆坠损,头脑外伤,瘀血停留,阻滞经脉,头目荣养不足而发眩晕诸症。该方中葛根、白芍舒缓筋脉,滋养津液;桂枝温经通阳,调和营卫;桃仁、红花、土元活血祛瘀,通络搜风;白芥子利气散结,祛痰通络;菖蒲开窍宁神,祛湿化浊,在方中以为佐助,以疗痰瘀阻滞清窍,耳目不利之症。现代药理研究发现葛根能减弱体内降压或升压物质反应,同时还能有效地改善大脑微循环;桂枝有明显的镇静、扩张血管的作用;桃仁、红花、土元等均具有扩张血管、增加血流量、抗血小板聚集、抑制血栓形成的作用;黄芪的降压特点是作用迅速,持续时间短,可连续给药,通过明显扩张外周血管、脑血管以达降压之效,同时通过它的益气升阳作用还可达到提高机体免疫力的功效。总之,全方通中寓补,补中有通,通补兼施,痰瘀共治,以奏益气升阳,活血祛痰之效。后循环梗死与颈动脉系统梗死相似,多发生于有高血压、糖尿病、高脂血症、心脏病、卒中和短暂脑缺血发作病史的中老年人。动脉粥样硬化是其最常见的血管改变,大动脉狭窄和闭塞引起低灌注、血栓形成及动脉源性栓塞等致使椎-基底动脉系统的血液供应障碍,出现眩晕、复视、眼颤、共济失调等临床症状。张静等认为,老年人由于机体功能趋于衰退,肾阳不足、脾胃气虚致使气血运行不畅、水谷精微不能敷布，易凝滞形成痰饮、瘀血等病理产物。痰瘀互结一方面闭阻脑络形成梗死，另一方面上蒙清窍发为眩晕。故设立化痰活血治则，试图以此祛除体内痰瘀之浊邪，使气机得以畅达，清窍得以濡养而眩晕自除。方中半夏燥湿化痰、天麻平肝熄风止眩共为君药，《脾胃论》云："足太阴痰厥头痛非半夏不能疗；眼黑头眩，虚风内作，非天麻不能除"；白术、茯苓健脾燥湿治生痰之源标本兼治为臣；泽泻与白术配伍乃泽泻汤，有健脾利湿之意；陈皮配半夏以加强和胃降逆止呕之效；川芎、当归、生山楂合用加强活血化瘀力度，选用葛根取其入胃经行于项背和后脑，诸药合用共奏化痰活血之功。现代药理研究证实，川芎、葛根具有扩张血管，缓解动脉痉挛，降低脑血管阻力，增加脑血流量，降低血小板聚集及血浆黏度，有抗血栓形成和溶栓作用，两药同用可引药上行并药力增加；山楂行气散瘀消滞且有降脂、降压，抗动脉粥样硬化、抗血小板聚集作用；当归活血补血，有抗血小板聚集抑制血栓形成作用。纵观全方以治痰活血为要旨，明显改善血脂代谢、提高脑血流速度。

大医之法四：清热化痰息风方

搜索

关德志验方

药物组成：法半夏 12g，茯苓 15g，枳实 10g，陈皮 10g，竹茹 10g，生甘草3g，天麻 15g，钩藤 12g，僵蚕 10g，白术 10g，薏苡仁 25g，川芎 12g，石菖蒲 10g。

加减：肝阳上亢者，加石决明 12g，龙胆草 8g；痰浊中阻者，加代赭石15g，泽泻 10g，生姜 3 片；肾精不足者，加熟地黄 12g，山萸肉 10g，牡丹皮 8g；气血亏虚者，加党参 10g，当归 10g，黄芪 12g。

功效：清热化痰，平肝息风。

主治：眩晕之风痰上扰型。

［关德志，郑红．温胆汤加味治疗眩晕症 72 例临床研究．中国民族民间医药，2011，20（22）：11］

大医有话说

眩晕是临床上常见的病证,病情有轻有重,其发生的病机,虽颇复杂,但归纳起来不外风、火、痰、虚四个方面。但痰火上扰者,比较多见,故宜温胆汤清热痰为主,天麻、钩藤、僵蚕,平肝热息内风,降血压;白术、薏苡仁、石菖蒲理气化痰,清胆和胃;川芎活血祛风。热去风平则眩晕消。

大医之法五:养阴活血方

搜索

李铮验方

药物组成:白芍 40g,赤芍 15g,甘草 20g,牡蛎 10g(先煎),川芎 15g,丹参 20g。

功效:化瘀定志,酸甘养阴。

主治:外伤性头痛眩晕症。

> [李铮,孙涛.芍药甘草汤加味治疗外伤性头痛眩晕症 1 例.中国煤炭工业医学杂志,2006,9(8):875]

大医有话说

芍药甘草汤为酸甘化阴,缓急止痛之良方。李铮等将此方用于外伤性头痛眩晕症,临床观察效果较佳。芍药甘草汤,虽由二味药组成,在临床中却有药少力专之功。伤科诊疗曰:白芍苦酸微寒,入肝脾经,功用通血脉,散瘀破积,强五脏除血痹,养血止痛,平肝养阴,主治筋痛,骨萎无力。甘草性平甘,通经脉强筋骨,补中调和诸药,主治筋萎无力,关节松弛。根据现代药理研究认为:芍药主要成分是芍药甙,具有镇痛、解痉、抗炎等作用。甘草主要成分是甘草甜素,甘草次酸,多种黄酮及甘草糖苷,具有肾上腺皮质作用,罂粟碱样镇痛作用,二药合用可以相互增强疗效,近代常用于各科痛症。大多外伤头部后失治,久而瘀阻经络,瘀积化热耗阴,以久瘀肝论治,化瘀安神酸甘养阴而愈。

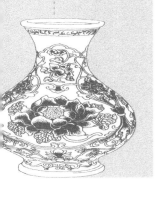

第24章 中医名方PK脑震荡

脑震荡是指头部遭受外力打击后，发生一过性的脑功能障碍而产生的临床证候群。病理改变无明显变化，发生机制至今仍有许多争论。临床表现为短暂性昏迷、近事遗忘以及头痛、恶心和呕吐等症状，神经系统检查无阳性体征发现。它是最轻的一种脑损伤，经治疗后大多可以治愈。其可以单独发生，也可以与其他颅脑损伤如颅内血肿合并存在。若症状经久不愈，反复发作，则称为脑震荡后遗症或脑外伤综合征。

传统上中医称相关病证为脑震伤，涵盖的范围更广泛，包括了某些临床确实未出现昏聩而以头晕为主要临床表现者。

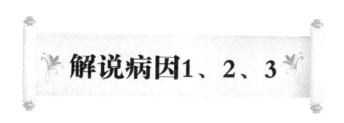

解说病因1、2、3

外力伤害是唯一的病因。外力的形式和方向有多种情况,如直接打击头面部,头部撞击硬物,坠跌时躯干着地,自下向上传导的纵向暴力等。

头部一旦受到外力的震击,脑和脑气必然受损,扰乱宁静之府,出现神不守舍,心乱气越。同时头部脉络受损,血离经隧而渗溢,气滞血瘀,阻于清窍,压迫脑髓,使清阳不得上升,浊阴不能下降,气机逆乱,神明昏蒙,脑的功能就发生障碍或紊乱,使诸症皆发。脑震荡后期主要病机为气血虚、肝肾虚。《灵枢·口问》曰:"上气不足,脑为之不满,耳为之苦鸣,头为之苦倾,目为之眩。"头晕、耳鸣、目眩等主要症状为脑气虚(气血虚)、肝肾虚不能生髓所致(图24-1)。

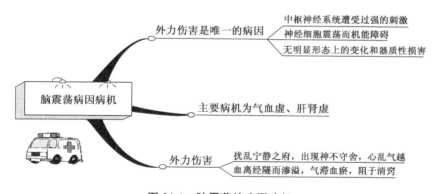

图 24-1　脑震荡的病因病机

现代医学认为头部被暴力打击后,中枢神经系统遭受过强的刺激,神经细胞震荡而机能障碍,发生了超常抑制,但在病理解剖上,无明显形态上的变化和器质性损害。

中医治病，先要辨证

以昏聩与否及病程分为三个时期。

1. 昏聩期

在损伤后立即发生，及至治疗时多已苏醒。

（1）气闭壅塞

昏聩并不深沉，对外界刺激尚有反应，面㿠目闭，汗出肢软，气息微弱，或有二便失约，脉缓而弱。经数分钟到十数分钟逐渐清醒，面色转为正常，汗出得敛，气息平和，脉象由虚转实，而稍带数。治宜开窍通闭。方选苏合香丸、麝香保心丸、复方丹参滴丸含服。

（2）瘀蒙诸窍

昏聩较深且持续时间偏长，目口紧闭，或有呕吐，脉实徐缓。治宜逐瘀醒脑。方选通窍活血汤。救急汤药不太现实，可考虑用上述丸药。

2. 清醒期

瘀血内留，症见头痛头晕，近事遗忘，恶心呕吐，纳食不香，烦躁难寐，怔忡健忘，神思不定等症，舌质偏红，苔多薄黄腻，脉多弦滑。治宜活血化瘀，升清降浊。方选柴胡细辛汤加减。

3. 恢复期

经 3 周左右，症状多趋消失，部分患者仍有相关症状。

（1）瘀阻脑络

头痛不已，病处固定，或轻或重。舌红或黯，或有瘀点瘀斑，脉弦涩。治宜活血通络。方选柴胡细辛汤加黄芪、菖蒲。

（2）髓海不足

头晕头痛，晕甚头倾难支，痛为昏痛，目眩耳鸣，体疲乏力，咽干舌燥，舌淡或红，脉多细数。治宜补肾生髓。方选杞菊地黄丸加益气养血药或增血肉有情之品填精荣脑。

（3）痰浊阻滞

头痛重着或头重如裹,多有头晕,心烦多梦,迟钝健忘,胸脘痞闷,纳食不香,苔白或黄腻,脉濡滑。治宜化痰健运。方选半夏白术天麻汤或温胆汤。或参用礞石滚痰丸。

(4)肝阳亢盛

头晕头痛,烦躁难寐,烦则晕痛更甚,耳鸣泛恶,舌多偏红,苔多见黄,脉弦滑数。治宜平肝潜阳。方选天麻钩藤饮加减。

(5)心神失养

心神不安,怔忡惊悸,急躁易怒,失眠多梦,少气懒言,口舌干燥,舌淡或偏红,脉细弱无力。治宜养心安神。方选养心汤侧重于养心气,天王补心丹以滋养心血为主,黄连阿胶汤滋阴除烦。

(6)气血亏损

眩晕短气,神萎倦怠,体疲乏力,面黄少华,纳食减少,心悸少寐,舌质淡嫩,脉细无力。治宜益气养血。方选补中益气汤,归脾汤加减(图24-2)。

脑震荡的大医之法

大医之法一:平肝熄风开窍方

搜索

(1)秦韶东验方

药物组成:天麻30g,姜半夏10g,陈皮6g,茯苓15g,白术10g,甘草6g。

加减:头痛甚者加白芷、川芎;神疲乏力者加党参、黄芪;失眠心烦者加夜交藤、知母;恶心呕吐者加苏梗、竹茹;头昏耳鸣者加郁金、石菖蒲。

功效:平肝熄风,升清降浊。

主治:脑震荡痰浊阻窍证。

[秦韶东. 半夏白术天麻汤加减治疗脑震荡58例. 河南中医,2001,21(2):49]

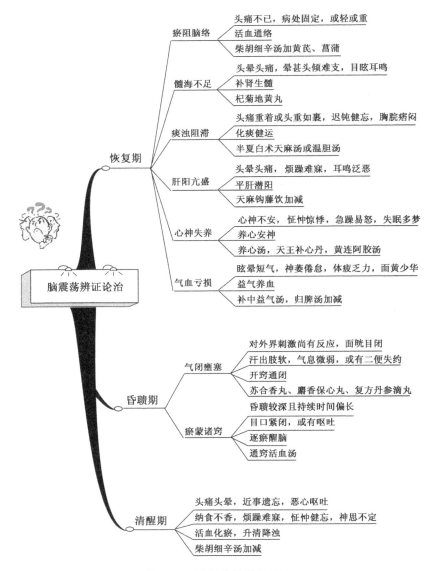

脑震荡辨证论治

恢复期

瘀阻脑络
头痛不已，病处固定，或轻或重
活血通络
柴胡细辛汤加黄芪、菖蒲

髓海不足
头晕头痛，晕甚头倾难支，目眩耳鸣
补肾生髓
杞菊地黄丸

痰浊阻滞
头痛重着或头重如裹，迟钝健忘，胸脘痞闷
化痰健运
半夏白术天麻汤或温胆汤

肝阳亢盛
头晕头痛，烦躁难寐，耳鸣泛恶
平肝潜阳
天麻钩藤饮加减

心神失养
心神不安，怔忡惊悸，急躁易怒，失眠多梦
养心安神
养心汤，天王补心丹，黄连阿胶汤

气血亏损
眩晕短气，神萎倦怠，体疲乏力，面黄少华
益气养血
补中益气汤，归脾汤加减

昏聩期

气闭壅塞
对外界刺激尚有反应，面㿠目闭
汗出肢软，气息微弱，或有二便失约
开窍通闭
苏合香丸、麝香保心丸、复方丹参滴丸

瘀蒙诸窍
昏聩较深且持续时间偏长
目口紧闭，或有呕吐
逐瘀醒脑
通窍活血汤

清醒期
头痛头晕，近事遗忘，恶心呕吐
纳食不香，烦躁难寐，怔忡健忘，神思不定
活血化瘀，升清降浊
柴胡细辛汤加减

图 24-2 脑震荡的辨证论治

（2）蔡述良验方

药物组成：朱砂、木通、琥珀各 3g，冬桑叶、苏梗、生甘草各 9g，龙齿、北沙参各 15g，白菊花、荆芥穗、藿香梗各 6g，石决明 30g。

功效：升清降浊开窍，重镇安神。

主治：脑震荡脑气受损，浮阳上炎型。

［蔡述良,叶妲珏.辨证治疗脑震荡31例.辽宁中医杂志,1999,34（12）:526］

(3)范文东验方

药物组成:代赭石 30g,生龙骨 30g,生牡蛎 30g,淮牛膝 15g,炙龟板 15g,川楝子 9g,炒白芍 9g,元参 9g,天冬 9g,生麦芽 9g,茵陈 9g,炙甘草 5g。

加减:眩晕甚者加天麻 6g,夜寐差者加合欢皮 15g。

功效:潜阳降逆。

主治:脑震荡风阳上亢证。

［范文东,章浩军,张碧莲.中西医结合治疗脑震荡72例.现代中西医结合杂志,2006,15(20):2826～2827］

(4)朱永周验方

药物组成:天麻 10g,钩藤 10g,茯神 10g,酸枣仁 10g,当归 10g,川芎 10g,丹参 10g,赤芍 10g。

加减:头晕加羌活;呕吐加竹茹;有痰浊症状者加法半夏、胆南星、九节菖蒲、蚕沙等;后期有气虚血虚表现者加熟地黄、肉苁蓉、何首乌、枸杞子。

功效:平肝息风,活血化瘀。

主治:脑震荡肝风上扰证。

［朱永周.天麻钩藤汤加减治疗脑震荡53例.河南中医,2007,27（12）:72］

大医有话说

　　颅脑外伤,脑气受损,阴血内耗,以致浮阳上炎,浊阴不降,清阳不升,清窍不宁。症见神志恍惚,烦躁不安或昏沉嗜睡,头晕,恶心呕吐,呼吸短促。舌红、苔薄腻,脉细数或洪大而数。秦韶东治以天麻息风止痉,平肝潜阳;半夏、陈皮性味辛温,归脾胃肺经,为气机升清降浊的关键用药;茯苓、白术健脾和胃,使以甘草,和中而调药,则脾胃健运,清升浊降,清窍得养,神灵自明。范文东以《医学衷中参西录》中的镇肝息风汤加减,重用代赭石以降胃逆冲,该药重坠,又善镇逆气,降痰涎,通燥结,用之得当,能建奇效,为治疗脑震荡之首选药。从现代微循环观点看,养血安神,活血化瘀的药物可能通过改善颅内微循环、稳定细胞膜,从而促进脑组织内出血及脑水肿的吸收消散。如钩藤内含有钩藤碱及异钩藤碱,能抑制血管运动中枢,扩张周围血管,并有明显的镇静作用。

大医之法二:活血化瘀通络方

搜索

(1)马厚志验方

药物组成:当归10g,川芎15g,红花10g,白芷12g,细辛6g,玄参15g,甘草6g。

功效:活血化瘀,安神定志。

主治:脑震荡痰瘀互结证。

[马厚志.中西医结合治疗脑震荡疗效观察.西南军医,2011,13(6):1045~1046]

(2)林俊哲验方

药物组成:柴胡10g,细辛2g,当归12g,川芎10g,半夏6g,泽兰10g,丹参20g,地鳖虫10g,黄连6g,苏叶10g,薄荷6g。

加减:溲黄便结者加大黄6g(后下);心烦易怒者加竹叶10g;彻夜难眠者加枣仁10g,五味子6g。

功效:活血化瘀止痛。

主治:脑震荡瘀血阻络证。

[林俊哲,邱英明.柴胡细辛汤治疗脑震荡40例.福建中医药,1997,28(1):7]

(3)高仲录验方

药物组成:柴胡10g,黄精30g,土鳖虫10g,云苓20g,白芷6g,细辛3g(后下),牛膝30g,丹皮20g,薄荷3g(后下)。

加减:头痛剧烈者加全虫5g,蜈蚣1~2条;大便秘结者加川军12g,全瓜蒌24g;不眠者加夜交藤30g,炒枣仁20g;眩晕者加天麻10g,菊花10g;情志不畅者加郁金10g,菖蒲6g,香附10g;烦躁不安者加栀子9g,川连5g;神疲乏力者加党参20g,黄芪24g;恶心呕吐者加半夏15g,生姜10g;肢体麻木者加丹参 20g;口眼歪斜者加白附子 10g,僵蚕 10g;头两侧痛加川芎 12g;头顶痛加藁本 10g,蔓荆子 10g;头项痛加羌活 10g,葛根 20g。

功效:化瘀降浊,通络止痛,填精补髓。

主治:脑震荡后遗症痰瘀阻络证。

[高仲录,闫卫红,张文秀.柴精汤加味治疗脑震荡后遗症 52 例.现代中医药,2011,31(5):23～24]

(4)吴学勤验方

药物组成:当归、红花、丹皮、酒军、厚朴、鹿角片(先煎)、川芎、甘草各 10g,木通、菖蒲、三七(研冲)各 3g,全蝎 5g,黄芪 30g,枳壳 6g。

功效:理气活血,豁痰通下。

主治:脑震荡痰瘀阻络证。

[吴学勤,吴学存.大成汤加减治疗脑震荡 65 例临床观察.宁夏医学杂志,2000,22(1):42]

(5)陈汉平验方

药物组成:桃仁、红花、川芎、生地黄、当归、赤芍、川牛膝、枳壳各 10g,柴胡、土鳖虫、全蝎各 6g,石菖蒲 10～15g,薄荷 3～5g。

功效:活血化瘀通络。

主治:脑震荡后遗症瘀血阻络证。

[陈汉平,黄佩珊.脑震荡后遗症方治疗脑震荡后遗症 96 例临床观察.新中医,2010,42(7):13～14]

(6)李富慧验方

药物组成:血竭 30g,三七粉(冲服)、赤芍、丹参、乳香、没药各 15g。

加减:年老体弱者加用党参、白术各 15g。

功效:活血化瘀行气。

主治:脑震荡后遗症血瘀气滞证。

[李富慧.中药加减治疗脑震荡后遗症 48 例.医学信息,2010,23(9):3213～3214]

大医有话说

　　祖国医学认为:"跌仆有已破未破之分,亡血瘀血之异,且如从高坠而未经损破皮肉者,必有瘀血流注脏腑,人必昏沉不醒,二便必难"(《外科正宗》)。说明头部损伤后,虽无皮肉破损,但必有瘀血流注颅脑;再者《证治准绳·头痛》云:"头象天,三阳六腑清阳之气,皆会于此,三阴五脏精华之血,亦皆会于此。……或蔽覆其清明,或瘀塞于经络,……则痛"。颅脑外伤,血离经脉渗溢于外,日久留瘀,气血凝滞,瘀阻清窍,瘀久化热。症见头痛剧烈,精神委靡,失眠多梦或梦呓,纳呆,便秘。舌质紫、边有瘀斑、苔黄厚,脉弦滑。研究证实活血化瘀中药治疗颅脑损伤可减轻微血管栓塞,防止微血栓形成,减轻间质及细胞水肿,改善脑外伤后脑微血管的构筑及血脑屏障的通透性,从而改善脑的微循环,促进脑软化灶的吸收,减轻脑水肿和神经细胞的损伤。

大医之法三:补益肝肾方

搜索

(1)蔡述良验方

　　药物组成:生黄芪、珍珠母各30g,白术、党参、酸枣仁、补骨脂各15g,山萸肉、炙甘草各6g,当归9g,女贞子、旱莲草各12g。

　　功效:补益肝肾,填髓养脑。

　　主治:脑震荡脑伤日久,肝肾两虚。

　　[蔡述良,叶妲珏.辨证治疗脑震荡31例.辽宁中医杂志,1999,34(12):526]

(2)黄李法验方

　　药物组成:炒党参14g,熟地16g,麦冬21g,通草10g,五味子12g,川芎9g,黄精、生地各14g,钩藤16g。

　　加减:血瘀甚加丹参30g;病程日久、肾阳不足加肉桂10g。

　　功效:补肾填髓,调理阴阳。

　　主治:脑震荡肾阴不足证。

［黄李法,张昕.脑震荡的临床研究及中西医结合治疗.浙江中西医结合杂志,2006,16(4):211～212］

(3)闫俊杰验方

药物组成:熟地、狗脊、续断、肉苁蓉各15g,当归、赤芍、丹参各12g,炒枣仁、远志、石菖蒲、龙眼肉、郁金各10g,生龙牡各24g,五味子6g,甘草3g。

加减:气虚加黄芪24g,党参12g,白术10g;血虚加当归10g,白芍10g,鸡血藤12g;痰入经络而致的眩晕加半夏9g,陈皮9g,橘红9g;视力模糊加枸杞15g,菊花12g,草决明10g;心神错乱者加砂仁3g,琥珀3g。

功效:补肾益脑安神志。

主治:脑震荡后遗症日久气血虚弱、心肾不交。

［闫俊杰.脑震荡后遗症的中医治疗.江西中医药,1990,21(4):28～29］

大医有话说

中医学认为,"肾主骨"、"藏精","精生髓,髓上通于脑",脑为"髓之海","主神明",故又称元神之府。脑髓与肾精密切相关,精足则髓足,髓足则脑充。脑震荡患者颅脑外伤而受震荡,脑髓受损,导致元神受扰。脑伤日久,暗耗肾精,精亏不足以生髓,髓海乏源;肝脉连心包而上入脑中,脑受震荡,肝脉不利,肝血亦虚。症见头晕目眩,头痛耳鸣,神疲乏力,四肢软弱,夜寐欠佳。舌淡胖、苔薄白,脉细无力。黄李法方从调整人体阴阳的偏衰着手,达到补肾精以充髓海,益气血以宁神志。方中熟地滋肾育阴,补精益髓;肉桂温阳益气,引火归源,以敛浮阳,交通心肾;钩藤兼以平肝息风;麦冬润肺养阴,清心除烦;党参补中益气;丹参活血去瘀,消肿止痛,养血安神。取"阴中求阳,阳中求阴,阳生阴长"之意,起到阴阳双向调节作用。

大医之法四:益气升阳方

搜索

(1)侯守谦验方

药物组成:黄芪15g,人参10g,当归10g,炒白术10g,陈皮6g,升麻6g,

柴胡 6g,炙甘草 5g。

加减:血瘀加乳香、没药、三七;陈旧伤加郁金、地龙、土鳖虫;头痛头晕甚者加菖蒲、薄荷、川芎;失眠加炒枣仁;纳差者合平胃散;合并头颅骨折加续断、骨碎补、合欢皮;肢体偏瘫、萎软无力者加淫羊藿、紫菀、苍术。

功效:益气升阳,调补脾胃。

主治:脑震荡中气下陷证。

[侯守谦,焦玉花.补中益气汤加味治疗脑震荡后遗症.中医正骨,1996,8(6):46]

(2)田殿兴验方

药物组成:党参 15g,白术 10g,黄芪 30g,陈皮 12g,升麻 6g,柴胡 10g,甘草 6g,当归 10g,川芎 10g,蔓荆子 15g。

功效:补益中气,活血升阳。

主治:脑震荡脑挫伤后遗症中气虚弱证。

[田殿兴.补中益气汤治疗脑震荡脑挫伤后遗症.中国骨伤,1995,8(5):44]

大医有话说

补中益气汤出自李东垣《脾胃论》,有益气升阳,调补脾胃之功能,主治脾胃气虚、中气下陷等证。脾胃位居中焦,为气血生化之源,中气旺盛则气血生成充足,清气上升头目以助脑姑的充盈和恢复,亦有助于脑室瘀血的消散。以健脾补中为治疗之本,适当选用促醒脑药物以治标,使有疾之脏得复,无疾之脏得安,化痕而不伤正,扶正而不留邪。

大医之法五:攻补兼施方

(1)刁志光验方

药物组成:桃仁 6g,红花 3g(后下),生地、白芍各 15g,丹参 10g,甘草 6g。同时用丹参针 20~30ml 静脉滴注。

加减:气虚或乏力明显加党参或沙参15g;恶心呕吐症状明显加白术15g,法夏6g,陈皮、砂仁(后下)各5g;头晕明显加天麻15g,芡实30g;阴虚加生地至30g;虚寒加当归10g,川芎5g。

功效:补血活血。

主治:脑震荡本虚血瘀证。

[刁志光,谢春锐.变通攻补桃红四物汤结合丹参针治疗脑震荡42例.辽宁中医杂志,2004,31(2):117～118]

(2)林进禄验方

药物组成:川芎15g,黄芪30g,半夏9g,白术10g,天麻6g,陈皮6g,茯苓15g,甘草3g,生姜3片。

加减:头痛甚者加乳香10g,没药10g;眩晕甚者加胆南星6g,钩藤15g。

功效:补气活血化痰。

主治:脑震荡气虚血瘀证。

[林进禄.芎芪半夏白术天麻汤治疗脑震荡47例.2002,16(2):70]

大医有话说

脑震荡虽然以头部气滞血瘀为主要病机,但受伤后产生的昏迷、面色苍白、出冷汗、呼吸微弱、脉搏细弱和全身松弛症状则提示有阳气受损情况,而且因各人体质、受伤程度、受伤部位和入院时间的不同,其主症轻重伴随症状的多少和轻重常有不同。单纯活血化瘀治疗,初期疗效明显,后期则无法彻底治愈临床症状,疗程长而疗效不巩固。刁志光方中减桃仁为6g,红花为3g,取共轻清上行之力;辅以甘草甘缓,使药力停留上焦时间延长,作用力专一;改赤芍为白芍,使其与生地合用,共同滋补阴血并弥补桃红之耗散,攻而不虚,补而不滞。同时因肾主骨生髓,两药合用可补脑散瘀。林进禄以川芎、黄芪为主药,川芎活血行气,祛风止痛,乃血中气药,并能上达巅顶,加用黄芪补气升阳,使两者相得益彰,活血而不伤气,补气而不敛邪。

第25章 对付损伤出血，中医方药有良药

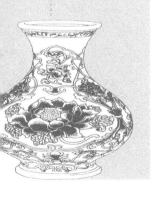

损伤以后，血液离经妄行，或积于体内，称为损伤出血。

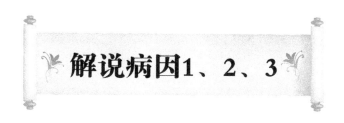

解说病因1、2、3

　　血是水谷之精微变化而成，其生化于脾，受藏于肝，总统于心，输布于脾，施泄于肾。气与血相互为用，循环运行于经脉之中，环周不息，充润营养全身，调和于五脏，洒陈于六腑。

　　直接暴力或间接暴力作用于人体，引起经脉破损，则导致出血。对于离经之血历代文献又称为恶血、蓄血、积血、死血等。瘀血停积体内，瘀血不去则新血不生，可致血虚。积瘀发热，热伤津枯，血本阴精，精液枯竭，血又会随津枯而虚亏。肝藏血，肾藏精。损伤可波及肝肾，肝气不舒，气血不调，血不归肝。肾气不足，精髓亏损，肾火衰弱，气化无权，血无从生，必然血虚。脾胃为后天之本，气血之源。伤后脾胃受扰，胃纳欠佳，脾运失常，气血滋生衰少，亦可血虚。

　　以上各种因素是互相关联的，如脾不生化、出血过多或久病之后均可引起肝肾不足，肝肾不足也可导致脾不生血（图25-1）。

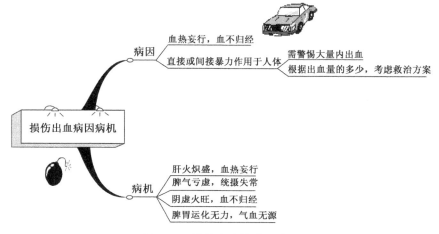

图25-1　损伤出血的病因病机

中医治病，先要辨证

1. 局部证候

血液自伤口流出，若血色鲜红，呈喷射状，随心脏的搏动而增强，发生于血管断裂的远端者，为动脉出血；若血色暗红，持续溢出，发生于血管断裂的近端者，为静脉出血；若血色鲜红，但来势较缓，从伤口组织间缓慢渗出者，为毛细血管出血。若出血而表皮未破裂者，可形成血肿，局部发生肿胀、疼痛和瘀斑。头皮血肿的中央，扪之可有波动感而周围坚实。在肢体内发生大动脉出血形成的血肿可呈搏动性，大动脉断裂可使肢体远端急性缺血或坏死。

局部急救止血的原则是立即压迫出血的血管或堵塞出血的伤口，并根据不同情况和解剖位置选择止血方法。用手指压迫伤口近侧的动脉干或直接压迫伤口出血处是最方便和最快捷的止血法，但不能持久，随后应以敷料覆盖伤口，再用绷带加压包扎。对四肢大出血最有效的止血方法是采用止血带，但它完全阻断肢体的血循环，增加感染和坏死的机会，非不得已才用之。急救止血后，对大血管出血须争取时间尽早结扎或修补断裂的血管，彻底止血。

2. 全身证候

全身证候的轻重与出血量和出血速度有关。大出血多继发于骨盆骨折、股骨干骨折和实质性内脏破裂后，早期患者只觉头晕眼花、面色苍白和脉细数或芤；随着出血量增多，患者血压下降，烦躁喘促，四肢厥冷，唇甲青紫，汗出如珠，尿量减少，表情淡漠，继而意识模糊、昏迷，目合口张，手撒遗尿，舌质淡白，脉微欲绝，是为危候。对大出血之危候，须补血与止血并用，采用独参汤、参附汤或当归补血汤，且常需输血补液，以补充血容量。并选用仙鹤草、大蓟、小蓟、白及、茜草根、槐花、地榆、白茅根等止血药。损伤出血后，瘀血常可停留于脏腑之间，若瘀积于头部用颅内消瘀汤，瘀积于胸胁用血府逐瘀汤，瘀积于膈下用膈下逐瘀汤，瘀积于少腹用少腹逐瘀汤，并酌加田七、蒲黄、藕节、当归尾、红花、苏木、王不留行等祛瘀止血药。

《血证论》云："心为君火，化生血液。""火升故血升，火降即血降也，支血生于火，火主于心，则知泻心即是泻火，泻火即是止血。"对积瘀生热，血热妄行之出血，宜凉血止血。上部诸窍出血可用犀角地黄汤，吐血咯血可用四生丸，尿血可用小蓟饮子，便血可用槐花散。

伤后血虚，面色苍白，头晕眼花，心悸气短，少气懒言，舌质淡白，脉微细数者，宜服补血之剂，可用四物汤加味。若兼气虚，应加黄芪、党参、白术等药物补气以生血；若兼阴虚，则应加阿胶、龟板、鳖甲等药物滋阴以养血(图25-2)。

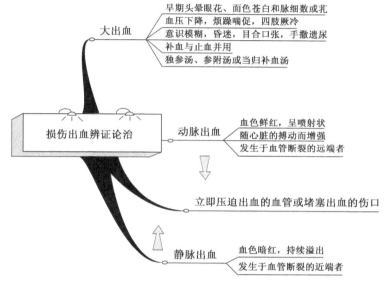

图 25-2　损伤出血的辨证论治

损伤出血的大医之法

大医之法一：活血消瘀通络方

搜索

(1)龚华验方

药物组成：桃仁 15g，红花 15g，熟地 10g，赤芍 10g，当归 10g，川芎 10g，全瓜蒌 10g,浙贝 10g。

功效:活血化痰通络。

主治:玻璃体积血中期痰瘀互结证。

> [龚华.加味桃红四物汤为主治疗玻璃体积血 34 例.中医临床研究,2011,3(18):46～47]

(2)王飙验方

药物组成:当归 15g,桃仁 12g,赤芍 12g,红花 6g,川芎 12g,柴胡 15g,枳壳 12g,桔梗 10g,牛膝 12g,生地黄 12g,甘草 3g。

功效:活血理气散瘀。

主治:胸部损伤胸中瘀血证。

> [王飙,郭佳,赵力,等.血府逐瘀汤对少量血胸瘀血吸收的影响.中医杂志,2011,52(S1):80～81]

(3)梁健验方

药物组成:生黄芪、川芎、当归、桃仁、石菖蒲、远志、赤芍、炒枣仁、骨碎补、生龙齿、红花。

加减:头痛呕吐明显者加白芷、白蒺藜、竹茹、胆星;头晕、健忘者加生地、天麻、桑葚子;肢体不遂者加三七、鸡血藤。

功效:祛瘀活血,通腑开窍醒脑。

主治:脑出血瘀血阻络证。

> [梁健,李松辉.中西医结合治疗脑出血 60 例疗效分析.中国社区医师·医学专业,2011,8:130～131]

(4)朱之国验方

药物组成:丹参 15～30g,泽兰 15g,泽泻 12g,水蛭 6～12g,益母草 15～30g,川牛膝 15～30g,白茅根 30～50g,大黄(后下)6～15g,三七(研冲)3～6g,葛根 30g。

加减:若患者痰涎壅盛加竹沥 10～15g,胆南星 9～12g,天竺黄 9～15g,瓜蒌 15～30g;患者面色红赤、烦躁不安、血压增高加磁石 30～40g,钩藤、石决明各 15～30g;意识障碍明显加冰片(冲服)0.5～2g,白芷 8～12g;头痛甚加僵蚕 10g,菊花 15g;纳呆脘闷、舌苔白腻,湿浊明显加入白术 10～15g,茯苓 15g,薏苡仁 20g 或藿香、佩兰各 10g;抽搐加僵蚕、钩藤各 10g;气虚者加黄芪 30~50g;若肝肾不足加桑寄生、首乌各 15~30g,杜仲 12~15g。

功效:活血利水。

主治:脑出血瘀久水停证。

［朱之国,郭相河,刘尊秀．中药活血利水治疗脑出血 45 例．辽宁中医杂志,2005,32(8):798］

(5)李智申验方

药物组成:瓜蒌 8g,水蛭 10g,地龙 10g,半夏 12g,川芎 12g,当归 10g,赤芍药 10g,桃仁 10g,红花 10g,厚朴 12g,枳实 10g,甘草 6g。

加减:痰热腑实者加大黄 6g,胆南星 8g;气虚血瘀者加黄芪 30g,党参 20g。

功效:破血逐瘀,化痰通络。

主治:脑出血瘀血阻滞脑络。

［李智申．蒌蛭化痰逐瘀汤治疗脑出血 70 例临床观察．河北中医,2011,33(3):369,381］

大医有话说

　　龚华用桃红四物汤加减治疗玻璃体积血,中期多无新出血,瘀血内结,目络不通,痰浊随之而生,方中以强劲的破血之品桃仁、红花为主,力主活血化瘀,以甘温之熟地、当归滋阴补肝、养血调经,芍药养血和营,增补血之力,川芎活血行气、调畅气血,以助活血之功,加消痰之全瓜蒌、浙贝,全方配伍使瘀血祛、痰浊消,新血生、气机畅。王飙用血府逐瘀汤治疗,方中当归、川芎、桃仁、红花等活血化瘀;"气为血之帅,气行则血行"是中医学气血理论的精髓,以柴胡、桔梗、枳壳等气分要药共奏疏肝理气、开胸顺气之效,使气行则血行,血行则瘀消,瘀去又能生新的功效,配伍牛膝祛瘀血、通血脉,引瘀血下行。现代药理研究表明,活血化瘀药能改善血液循环和微循环,改善损伤组织的营养与代谢,加速其修复。采用活血化瘀法治疗脑出血能改善脑缺血的微循环及抗钙超载,抗兴奋性氨基酸毒性,抗自由基损害等,加速血肿裂解,促进单核/吞噬细胞对溢出血管外红细胞的清除速度,加速血肿的吸收,从而控制脑水肿。朱之国认为水和血在生理上是同源而生,源于水谷精微,化生于后天脾胃,同为人体生命活动的基本物质,即"津血同源、血水相生"之说。如血液瘀阻,津液输布困难,则水道不通而引起水停,即"血不利则为水"。如果水湿停滞,壅遏气机,血脉不畅,可引起瘀血。因此出血性中风急性期治疗的关键一方面要活血化瘀,以促进血肿的吸收,另一方面亦须考虑利水排浊,以降低颅内压,消除脑水肿,活血促利水,利水助血行,在活血基础上加用泽兰、泽泻等利水渗湿药。李智申用蛭蛭化痰逐瘀汤,方中水蛭破瘀散结、通经利水、活血而不伤正气;桃仁、红花、当归、地龙活血通经,祛瘀除滞;赤芍药清热活血通脉;瓜蒌镇咳祛痰;川芎行气活血,为血中气药,可加强行气散瘀之功;半夏降逆祛痰;枳实、厚朴下气导滞,除满消胀;甘草调和诸药。现代药理研究表明,水蛭中水蛭素可阻止血液凝固,降低毛细血管通透性,改善局部血液循环,使微血管周围渗出减少或消失,并加速纤维蛋白溶解,具有抗凝、纤溶及抑制血小板聚集、降低血黏度等作用。川芎可改善微循环,降低血液黏度,改善血液流量,抗自由基,减少炎症渗出。

大医之法二:疏肝理气方

搜索

朱红验方

药物组成:柴胡12g,郁金12g,枳实10g,赤芍15g,香附12g,旋复花12g,延胡索15g,葶苈子10g,杏仁6g,瓜蒌皮10g,大黄9g,丹参15g,当归12g。

加减:胸痛剧烈者加乳香、没药;喘咳多痰者加麻黄、川贝;瘀血化热者加栀子、黄芩。伤处外敷消肿止痛膏:由生大黄、紫荆皮、乳香、没药、血竭、自然铜、细辛、白芷等共研细末,以饴糖或蜂蜜调制敷于患处。中药内外用药以10天为1疗程。

功效:活血化瘀,疏肝理气,宣肺涤痰。

主治:肋骨骨折并气血胸气机失畅瘀血阻滞。

[朱红,蒲超,彭五四.中药内服外敷治疗肋骨骨折并气血胸.四川中医,2011,29(5):98~99]

大医有话说

朱红以四逆散合香附旋复花汤加减治疗,方中柴胡体质轻清,具有升发之性,并入少阳、厥阴,宣其气道,行其郁结,故能调达肝气,疏理郁滞,而为肝气郁结、胸肋胀痛的常用之品。大黄本为血分之物,走而守,既能荡涤留瘀败血,又能借其通腑之功引导瘀血下行外出。丹参、当归、赤芍活血化瘀,香附入肝经,开郁气,行气血,治一切疼痛;延胡索既入血分行血中之滞气,又能入气分行气中之滞血,其止痛作用较强,凡气血凝滞、胸腹疼痛者多为要药;郁金芳香宣达,又性寒清热,既入气分行气解郁,又入血分凉血破瘀,乃为血中气药,三药共有行气活血,祛瘀止痛之功。枳实破气消积、化痰除痞、利膈宽胸,能除胸肋痰癖,逐停水,消胀满,此药利气力猛,气行则血行,故有枳实主血之说;葶苈子、旋复花同入肺经,旋复花下气行水、消痰软坚;葶苈子辛散苦寒,开泄肺气,通利水道,能祛除满,利水消肿,泻肺中水气;杏仁、瓜蒌化痰止咳定喘。

大医之法三:补益活血方

搜索

(1)孙振山验方

药物组成:黄芪60g,当归15g,川芎15g,桃仁10g,红花10g,赤芍药10g,水蛭15g,地鳖虫15g。

加减:舌红少苔加增液汤;头痛甚者加天麻、菊花、钩藤;苔黄腻加天竺黄、胆南星、瓜蒌;中脏腑者黄芪加倍并加石菖蒲、郁金;大便不通加大承气汤。

功效:益气活血化瘀。

主治:急性期中小量脑出血气虚血瘀证。

[孙振山.补阳还五汤加减治疗急性期中小量脑出血30例.长春中医药大学学报,2007,23(2):49~50]

(2)朱作峰验方

药物组成:鹿茸、巴戟各6g,熟地、肉苁蓉各9g,黄精、天门冬、石斛、川芎、丹参、鸡血藤、地龙、黄芪各12g,豨莶草15g。

功效：调补肝肾阴阳。

主治：脑出血肝肾不足证。

[朱作峰．补肾法治疗脑出血30例．陕西中医，2002，23(8)：687～688]

大医有话说

孙振山重用补气药，取"气能行血"、"气能摄血"之义，同时配合活血破瘀之品，消除血肿。研究证实黄芪具有减轻脑水肿的作用，抗细胞缺氧的损害，改善血液循环，并有抑制黄嘌呤氧化酶活性及清除自由基的作用。现代研究证实补阳还五汤能改善血液流变性，抑制血小板聚集，减少微血栓发生，增加纤维蛋白溶解活性，促进毛细血管的生长，改善损伤处的微循环，促进氧和能量代谢，使神经及肌肉组织得到较多的血液和氧气。朱作峰用补肾法治疗脑出血稳定期，其中鹿茸为第一要药，急性脑出血真阴真阳损失较重，必须峻补求得真阴真阳。现代医学研究鹿茸含多种大脑所需的必需氨基酸和脑磷脂，神经磷脂等多种磷脂类以及一些激素物质，能促进蛋白质合成，增强细胞耐缺氧能力，调节机体免疫功能，治疗神经功能失调等多种作用。佐以川芎、丹参、鸡血藤、地龙活血，血行风自灭，血行痰浊等病理产物才能消散，起缓解血管痉挛，促进瘀血吸收和代谢物排出的作用。

大医之法四：凉血止血方

搜索

(1)庄武验方

药物组成：大黄、黄连、三七、白芷、阿胶、龙骨（煅）、白及、没药（制）、海螵蛸、茜草、血竭、甘草、珍珠、冰片等。

功效：清热凉血，化瘀止血。

主治：急性创伤出血血热证。

[庄武，王小萍．致康胶囊对急性创伤出血患者凝血试验的影响．浙江中医杂志，2010，45(6)：416]

（2）钟华验方

药物组成：地榆 10g，槐花 10g，蒲公英 15g，大蓟 15g，侧柏炭 10g，藕节 10g，紫草 10g，虎杖 10g。

用法：水煎 2 次，混合约 200ml。先清洁灌肠后再行地榆止血汤保留灌肠。药温 37～42℃，取膝胸卧位，肛管高于肛口 20cm，每次 100ml，插入深度 20cm，保留时间 20～30 分钟，每日 2 次，每次 100ml。

功效：清热解毒，凉血止血。

主治：肿瘤放射损伤后血热伤络证。

[钟华，郭汞年，李文．中药地榆止血汤保留灌肠预防护理直肠急性放射损伤效果观察．河北医学，2006,12(6)：516～517]

（3）王红胜验方

药物组成：赤芍 10g，丹皮 10g，生地 10g，生大黄 10g，黄芩 10g，柴胡 10g，半夏 15g，枳实 8g，茜草 10g，谷芽 15g，麦芽 15g，生龙骨 20g，生牡蛎 20g，甘草 5g，黄连 3g。

加减：便溏腹泻者去大黄。

功效：清热凉血，化瘀止血，平肝潜阳。

主治：脑出血急性期阳亢血热证。

[王红胜．"加味三黄汤"治疗脑出血 30 例．江苏中医药，2011,43(1)：35～36]

大医有话说

庄武用致康胶囊治疗各种原因引起的外伤急性出血，方中用大黄、黄连泻热凉血止血；三七、阿胶、血竭养血止血散瘀；龙骨（煅）、白及、海螵蛸收敛固涩止血；茜草、珍珠、冰片祛腐生肌凉血。现代研究证实：三七止血活性成分为三七氨酸，可缩短凝血时间、凝血酶原时间和凝血酶时间，同时增加血小板数，提高血小板的黏附性。电子显微镜观察发现，三七能使体外实验豚鼠的血小板伸展伪足、变形、聚集，并使血小板膜破坏和部分溶解，产生血小板脱颗粒等分泌反应，从而诱导血小板释放 ADP、血小板凝血因子Ⅲ和 Ca^{2+} 等止血活性物质，发挥止血作用；白及内含有白及胶，可促进创面肉芽组织生长、细胞增殖分化和毛细血管再生，并可增加创面渗出多核白细胞和成纤维细胞,有利于创面的止血、修复。钟华用地榆止血汤凉血止血,解毒敛疮治疗直肠急性放射损伤,方中地榆、槐花入肝、大肠经,凉血止血,解毒敛疮。两药均为治大肠热证便血的要药,以为"君";蒲公英、虎杖清热解毒以为"臣";大蓟、侧柏炭凉血止血;藕节收敛止血,加强地榆、槐花的凉血止血的效果,以为"佐";生地清热凉血、滋阴养血以为"使"。王红胜用"加味三黄汤"治疗脑出血,方中用生地清热凉血,养阴生津;赤芍、丹皮凉血活血,一则凉血防止出血增多,一则活血以化离经之血;茜草化瘀止血;大黄通便,凉血活血及止血,便溏腹泻者可不用枳实行气消痞;柴胡疏肝理气;生龙牡平肝潜阳;半夏降逆和胃化痰;谷麦芽消食健胃;甘草调和诸药如此肝阳平潜,血热得凉,离经之血瘀得化。

第26章 损伤发热，中药降温别有一番良效

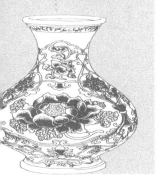

　　发热是指体温超过正常范围者。自觉发热、五心烦热、手足心热和骨蒸潮热，而体温不升高者，也属于发热范畴。损伤发热又称伤后发热，是临床伤科中的一种常见症状，主要是指因伤后脏腑功能紊乱，各种挫伤、挤压伤所致的血肿感染发热等。

　　现代医学的各种骨折后的吸收热，开放性损伤后的感染发热，各种挫伤、挤压伤所致的血肿感染发热等，均属于损伤发热范畴。

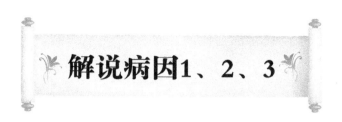

损伤之后，离经之血瘀滞于体内，郁遏而发热，或邪毒侵入，热盛肉腐而发热者，属实证；因伤后失血过多、气血亏损而引起的发热，属于虚热。

1. 瘀血发热

伤后脉络破裂，离经之血瘀滞于体腔、管道、皮下、肌腠之中，壅遏积聚，郁久化热。多为头、胸、腹内损，或骨、关节等较严重的损伤。

2. 邪毒发热

皮肤破损后，若不洁之物染触伤口而致外邪侵入机体，可产生发热；或因伤后气滞血凝，经络壅塞，积瘀成痈而发热。如创伤后感染、开放性骨折感染、血肿感染引起的发热，破伤风、气性坏疽等引起的发热，均属此范围。

3. 血虚发热

各种严重的创伤，导致血脉破裂，失血过多，阴血亏耗又未能及时补充。血本属阴，阴不制阳，虚阳浮于外而成血虚发热。

4. 肝郁发热

伤后气滞血瘀，血者肝之所生，恶血必归于肝，肝气不能疏泄条达，郁而化火引起发热（图 26-1）。

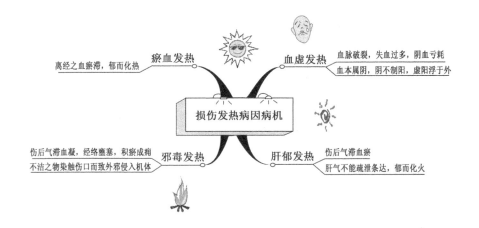

图 26-1　损伤发热的病因病机

中医治病，先要辨证

　　发热首先应根据发病原因、病程的长短、发热的程度来辨明证型，然后采取相应的治法，或活血化瘀，或凉血清热，或清热解毒，或益气补血。切不可一见发热便用清热或发汗之剂，苦寒辛散太过会损伤脾胃，或化燥伤阴，不仅发热不退，反可加重病情。

1. 瘀血发热

　　一般在伤后 24 小时后出现，体温常在 38℃左右，一般不超过 39℃，无恶寒，肢体有固定痛处或肿块，并有口干舌燥而不思饮食、烦躁、夜寐不宁等，甚则可见肌肤甲错，面色黧黑，唇舌青紫。舌质红有瘀斑，苔白厚或黄腻，脉多弦数、浮数或滑数。发热有夜热早凉的特点。发热程度和时间与损伤轻重成正比，损伤轻者热度低，持续时间在 1 周左右；损伤重者发热高，一般可持续 2～3 周。瘀血热证也可出现自觉发热而体温不高或脉证不一致的现象。治宜逐瘀清热。方选血府逐瘀汤或通窍活血汤加减。

　　头部损伤发热者可用通窍活血汤；腹部可用膈下逐瘀汤；少腹受损可用少腹逐瘀汤或复元活血汤；腰部损伤可用身痛逐瘀汤。对于新伤瘀血发热，或有局部肿胀、疼痛者，可选加丹皮、栀子；对损伤后瘀血发热，热邪迫血妄行而有咯血、尿血者,宜清热凉血,可选用凉血地黄汤、小蓟饮子等。

2. 邪毒发热

初起症见局部发红、肿胀、灼热、疼痛,热毒遏久,肉腐成脓,脓肿穿溃,流黄白色稠脓,伴有发热、畏寒、头痛、周身不适,苔白微黄,脉浮数。若毒邪内攻脏腑,除见有严重热病证候外,还可见烦躁不安,入夜尤甚,夜寐不宁,神昏谵语;或气粗喘息,咳吐脓血;或见胁痛肤黄,甚则痉挛抽风等。或见恶心、呕吐,腹胀板硬,尿少尿闭,高热可达 40℃ 以上,舌质红绛或紫黯,脉细数或滑数。

治法为按温病辨证者,依邪在卫气营血不同给以解表清气、清营凉血等;按疮疡辨证者,以初起、成脓、溃后之不同,给以消、托、补不同法则。

方药为邪毒出入以银翘散加减;热毒壅盛者,用仙方活命饮或黄连解毒汤;热入营血者,凉血地黄汤加减;脓肿溃破者,透脓散或托里消毒饮加减。

3. 血虚发热

患者多有伤后出血过多的病史,一般出血在 $500\sim1000$ml 即可出现症状。多为低热或日晡发热,伴有头晕目眩,视物模糊,或时有眼发黑,或眼冒金花,面色无华,气短懒言,倦怠喜卧,肢体麻木,食少便溏,舌质淡白或舌尖红,脉虚细或芤。治宜补气养血。方选八珍汤加味或当归补血汤加减。若血虚阳浮,精髓亏耗,虚热重者,用大补阴丸滋阴潜阳;若血虚生风,发热同时伴全身作痒,搔抓不停者,用四物汤加蝉衣、防风、地骨皮。

4. 肝郁发热

伤后身热,或往来寒热,胸胁满胀,口苦,咽干,目眩,心烦喜呕,食欲不振,脉弦数。治宜疏肝清热。方选丹栀逍遥散加味。口干便结者加龙胆草、黄芩;胁痛明显者加玄胡、香附、郁金,川楝子;伤口成脓,脓水黄稠者加败酱草、红藤等(图 26-2)。

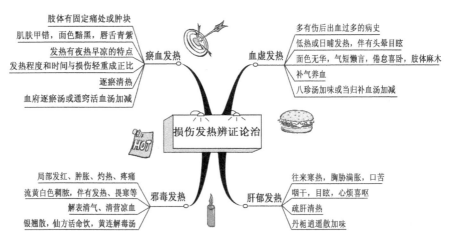

图 26-2　损伤发热的辨证论治

损伤发热的大医之法

大医之法一：甘温除热方

（1）黄浩验方

药物组成：炙甘草 12g，生姜 9g，桂枝 9g，人参 6g，生地黄 10g，阿胶 6g，麦门冬 10g，麻子仁 10g，黄芪 20g，当归 10g，大枣 6 枚。

功效：益气养阴，温阳通脉。

主治：术后低热起阴两虚证。

> ［黄浩，高萍，杭明富，等."甘温除热法"治疗骨折术后发热 100 例.河南中医，2005，25（12）：56］

（2）王晓蕊验方

药物组成：人参 9g，当归 12g，生黄芪 30g，炒白术 15g，陈皮 6g，升麻 6g，柴胡 6g，牡丹皮 15g，丹参 15g，炙甘草 9g。

加减：发热较甚者，加白薇15g；血虚较甚者，重用当归至20g；自汗盗汗者，加熟地黄12g；呕恶吐酸者，加鲜竹茹9g；泛吐清水、胸脘痞闷者，加木香、砂仁各9g；失眠者，加远志、夜交藤各12g；头痛者，加蔓荆子9g，菊花12g。

功效：补中益气，养血祛瘀。

主治：术后发热气虚阳郁证。

> [王晓蕊.补中益气汤加味治疗术后发热30例.河南中医学院学报,2007,6:74]

(3)孙建飞验方

药物组成：黄芪25g，党参25g，白术15g，当归身15g，陈皮15g，升麻12g，柴胡12g，甘草6g。

加减：伴自汗加龙牡蛎、麻黄根、浮小麦；时冷时热，汗出恶风加桂枝、芍药；胸闷脘痞、苔腻加苍术、厚朴、藿香。

功效：健脾益气，温中散寒。

主治：脾切除术后气虚发热证。

> [孙建飞,雷霆,葛宏开,等.甘温除大热法治疗脾切除术后发热33例.中国中医急症,2011,20(8):1326]

(4)何如锋验方

药物组成：生黄芪60g，炒白术、茯苓各30g，红参、广木香、砂仁、陈皮、法夏、当归、升麻、柴胡、炮姜各15g，炙甘草10g。

功效：健脾益气，温中散寒。

主治：术后发热脾胃虚寒证。

> [何如锋.甘温除热法治愈肝硬化脾切除术后发热.四川中医,1999,17(1):22]

大医有话说

手术中，患者血管受损，血液溢于脉管之外，无形之气随离经之血脱于外，离经之血有形而滞于内。术后，人体均存在着一定程度上的气血耗伤、血液瘀滞状态。若患者素体本虚，则术后患者气血虚损更甚，血虚不能维系阳气而外越，或气虚而兼劳累过度，清阳下陷，阳气内郁，则致术后发热。甘温除热法,即"以辛甘温之剂,补其中而升其阳,甘寒以泻其火",是以味甘性温的药物组成方剂治疗内伤发热的一种方法,是李杲对《内经》"劳者温之,损者益之"临床治疗指导思想的发挥、运用。此法大都是用于气血亏虚,无以制阳,虚阳浮越于外所导致的发热。

大医之法二:滋阴清虚热方

搜索

(1)魏茂祥验方

药物组成:青蒿12g,鳖甲12g,知母10g,生地15g,丹皮9g,地骨皮12g,元参15g,酸枣仁20g,白芍12g,银柴胡10g,甘草6g。

功效:滋阴养血清热。

主治:脾切除术后发热阴虚血亏证。

> [魏茂祥,高兴爱.辨证治疗脾切除术后发热51例疗效分析.工企医刊,2000,13(4):71~72]

(2)梁夏验方

药物组成:青蒿12g,鳖甲30g,生地黄18g,知母12g,丹皮10g,当归尾12g,桃仁10g,白芍15g。

加减:窦道脓性渗出物较多加黄芪、炮穿山甲、皂角刺、蒲公英、金银花之类托脓外出,清热解毒;口渴欲饮,心悸甚者加玉竹、玄参、茯苓。

功效:养阴清热化瘀。

主治:骨折后阴虚内热证。

> [梁夏.辨证治疗伤后发热43例.广西中医药,1997,20(3):23~24]

(3)余宇峰验方

药物组成:青蒿9g(后下),鳖甲20g(先煎),银柴胡、胡黄连、知母、生地、地骨皮各15g,秦艽12g,甘草6g。

功效:滋阴清热。

主治:术后发热阴虚阳越证。

［余宇峰,张育志,刘金文,等．滋阴清热法治疗术后发热64例临床疗效观察．新中医,1996,2:27～28］

(4)李承宽验方

药物组成:地骨皮30g,柴胡15g,鳖甲30g,秦艽15g,知母15g,当归15g,金银花15g,生地黄15g,丹皮10g。

功效:滋阴清热。

主治:术后发热阴虚证。

［李承宽．辨证治疗术后发热55例．河北中医,2008,30(1):37］

(5)林强验方

药物组成:当归6g,黄芩6g,黄柏6g,黄连6g,生地6g,熟地6g,黄芪12g。

加减:出汗甚者,加浮小麦12g、防风9g、山萸肉12g;阴虚阳亢、潮热、面颊红色明显者,加白芍12g、龟板24g、女贞子12g。

功效:滋阴清热。

主治:骨折术后阴虚发热证。

［林强,杨进．当归六黄汤加减治疗术后发热59例临床观察．基层医学论坛,2007,11(4):321］

(6)陈庆华验方

药物组成:青蒿6g,鳖甲15g,生地黄12g,知母6g,丹皮9g。

加减:兼有表证者,去鳖甲,加柴胡15g,桂枝6g,金银花10g,连翘6g;创口黯红,分泌物多,肛门部黏滞不适者,加赤芍9g,蒲公英15g,败酱草15g,薏苡仁15g;小便不利者,加木通6g,车前子12g,萹蓄15g;大便干结者,加大黄3g,枳实9g;体温高于38.5℃且血常规检查有感染迹象者,加金银花10g,石膏30g,重用知母至12g,并配合应用抗生素;体温低于38.5℃但久留不退、午后热甚者,加银柴胡9g,胡黄连9g。

功效:养阴透热。

主治:肛肠病术后阴液耗伤,邪伏阴分。

[陈庆华.青蒿鳖甲汤治疗肛肠病术后发热.山东中医杂志,1999,18(1):17～18]

(7)李引刚验方

药物组成:银柴胡 8g,胡黄连 8g,秦艽 10g,鳖甲 10g,地骨皮 12g,青蒿 12g,知母 20g,甘草 10g,生地 30g,沙参 10g,麦冬 10g,当归 12g,丹皮 10g,黄芪 10g,太子参 12g。

功效:养阴清热,益气活血。

主治:骨折术后阴虚发热证。

[李引刚,刘艳平,王妮.清骨散治疗术后发热举隅.四川中医,2011,29(6):98～100]

大医有话说

薛已《正体类要·序》指出:"肢体损于外,气血伤于内,营卫有所不贯,脏腑由之不和"、"血虚不能制阳,阳无发热"。严重创伤或大手术后患者,多伴有大量出血,导致阴血不足之证甚为明显,阴虚则生内热,虚热蕴蒸,发为骨蒸潮热、心烦口渴;虚火上炎,则唇红颊赤;虚火迫津外泄,故夜寐汗出;真阴亏损,不能充养肌肤,日久遂致形体消瘦;舌红少苔,脉象细数,均为阴虚内热之候。虚火为患,而虚火不降则阴愈亏,阴愈亏而火愈炽,故治以清虚热为主,佐以滋阴。临床治疗常以青蒿鳖甲汤或清骨散加减。鳖甲养阴收邪退热;生地黄、知母养阴清热,助青蒿鳖甲以退虚热;丹皮凉血,泻阴中之火,助青蒿内清阴分之伏热,外透伏阴之邪。

大医之法三:和解通腑方

搜索

(1)魏茂祥验方

药物组成:柴胡 10g,黄芩 10g,党参 15g,半夏 9g,金银花 20g,连翘 12g,蒲公英 24g,赤芍 12g,生地 12g,甘草 6g,生姜 9g。

功效:和解少阳清热。

主治:脾切除术后发热邪入少阳证。

[魏茂祥,高兴爱．辨证治疗脾切除术后发热51例疗效分析．工企医刊,2000,13(4):71～72]

(2)李承宽验方

药物组成:柴胡12g,黄芩10g,半夏10g,大黄15g(后下),枳实10g,白芍10g,黄柏10g,龙胆草12g,金银花15g,山楂12g。

功效:和解通腑。

主治:术后发热阳明热盛证。

[李承宽．辨证治疗术后发热55例．河北中医,2008,30(1):37]

(3)季晓亮验方

药物组成:柴胡25g,半夏15g,党参20g,黄芪20g,莱菔子15g,黄芩15g,大黄5g,白芍15g,大枣5枚,甘草5g。

功效:和解表里,扶正泻热。

主治:脾切除术后肝胆郁热证。

[季晓亮,陈建华．中西医结合治疗脾切除术后发热38例．江西中医药,2008,9:46～47]

(4)靳三元验方

药物组成:柴胡24g,黄芩9g,半夏9g,人参9g,甘草9g,当归12g,桃仁12g,生大黄12g(另包,后下)。

功效:和解少阳,逐瘀退热。

主治:术后少阳夹瘀发热证。

[靳三元,靳刘潇．和解少阳法治疗腔镜术后发热验案3则．国医论坛,2006,21(1):8]

(5)焦增绵验方

药物组成:柴胡12g,半夏9g,黄芩15g,赤芍15g,枳实12g,制大黄9g,生石膏40g,玄参15g,生地12g,桃仁、杏仁各9g,元胡9g,当归10g,牛膝9g。

功效:和解少阳,通腑泄热。

主治:心脏病术后邪热郁结证。

> [焦增绵.和解法在治疗心脏病术后发热中的应用.中国医药学报,1994,9(2):30~31]

大医有话说

胆为精明之府,决断之官。术中扰动胆府,加之术中患者处于全麻状态,寒邪乘虚而入,经气受阻,枢机不利,故见发热、不欲饮食、口苦、咽干、目眩等症。方选柴胡类方以调和为主,使枢机调畅,则发热自除。常用柴胡和黄芩相配,柴胡助少阳枢机,以解半表半里之邪,使肝胆郁结之气得以疏泄,黄芩苦寒清半里浮游之热。

大医之法四:疏解清热解毒方

搜索

(1)李承宽验方

药物组成:金银花 30g,防风 10g,白芷 10g,当归 12g,赤芍药 10g,川贝母 6g,天花粉 12g,皂角刺 10g,蒲公英 20g,紫花地丁 20g,陈皮 6g,乳香 10g,没药 10g,甘草 6g。

功效:疏解托散。

主治:术后发热湿热壅滞证。

> [李承宽.辨证治疗术后发热 55 例.河北中医,2008,30(1):37]

(2)王岩验方

药物组成:生石膏(先煎)、寒水石(先煎)、滑石(包煎)各 30g,竹茹 10g,通草 5g,生甘草 6g,丹皮、栀子各 15g,羚羊角 0.6g(冲)。

加减:气虚发热者加麦冬 20g,太子参 30g,或西洋参 10g 单煎;血虚发热者加生地 20g,当归 15g;脾虚发热者加炒白术 30g;肝郁发热者加醋柴胡、银柴胡各 10g;痰迷心窍发热者加石菖蒲 15g。

功效:清热利湿,宣通三焦。

主治:颅脑术后发热湿热蕴结证。

[王岩. 丹栀三石汤加减治疗颅脑术后发热 91 例临床观察. 河北中医药学报,2008,23(1):16～17]

(3)李晶验方

药物组成:滑石 20g,茵陈 15g,通草 8g,黄芩 10g,石菖蒲 10g,藿香 10g,豆蔻 6g,薄荷 6g,连翘 10g,泽兰 12g,益母草 10g。

功效:利湿化浊,清热解毒。

主治:宫颈癌术后发热湿热内蕴证。

[李晶. 甘露消毒丹化裁治疗宫颈癌术后发热探析. 中国中医药信息杂志,2011,18(1):96～97]

(4)黄伯发验方

药物组成:金银花 30g,野菊花 20g,紫花地丁 20g,紫背天葵 15g,蒲公英 15g,黄柏 12g,白蔻 12g,薏苡仁 30g。伤口周围外敷金黄散。

功效:清热解毒,兼化湿邪。

主治:骨科术后发热邪毒感染证。

[黄伯发. 骨科术后发热临床治验. 四川中医,2010,28(6):95～96]

(5)赵运华验方

药物组成:柴胡、黄芩、党参、茯苓、川厚朴、法夏、炙甘草、大枣各 15g,藿香、生姜各 6g。

加减:兼口苦咽干,加青蒿、白薇清泄肝胆;苔黏腻而浊者加草果、白蔻仁祛湿化浊;胃脘胀满者加砂仁和胃除胀;血白细胞高于正常者加银花、败酱草清热解毒。

功效:清热化湿。

主治:术后湿遏热伏证。

[赵运华. 清热祛湿法治疗术后发热 32 例. 光明中医,2003,18(5):32]

（6）韩常安验方

药物组成：银花 15g，连翘 15g，败酱草 15g，天花粉 15g，赤芍 30g，生地 10g，丹皮 10g，川芎 10g，当归 10g，酒大黄 3g，生甘草 5g。

加减：气血虚者加白术 30g，黄芪 30g；阴虚者加猪苓 20g，青蒿 10g，麦门冬 20g；湿甚者加泽泻 10g，薏仁 30g；血瘀甚者加郁金 15g，虎杖 20g。

功效：清热解毒，活血利湿。

主治：术后毒热蕴结证。

> ［韩常安．自拟解毒活血汤辅治术后发热 30 例疗效观察．临床合理用药杂志，2010，14：74］

大医有话说

现代医学认为损伤发热可分为感染性发热与非感染性发热。感染性发热是由于病原体与单核巨噬细胞互相作用，释放出一种内源性致热原，入血作用于下丘脑前部，合成前列腺素，作为神经递质而引起发热。非感染性发热是由于术中、术后切口渗血、渗液于周围组织，机体对渗出的物质进行吸收而引起发热，属吸收热。中医认为损伤发热辨证分析多由于瘀血蓄积、壅塞气机、气血郁遏不通而发热，与热毒、血瘀、血虚有着密切的关系。本类治法主要是针对热毒所致的发热。

大医之法五：理气活血方

搜索

（1）魏茂祥验方

药物组成：当归 12g，桃仁 10g，红花 9g，赤芍 12g，柴胡 10g，生地 12g，牛膝 12g，丹皮 9g，天花粉 12g，制大黄 6g，甘草 9g。

功效：理气活血，化瘀清热。

主治：脾切除术后发热瘀血内阻证。

> ［魏茂祥，高兴爱．辨证治疗脾切除术后发热 51 例疗效分析．工企医刊，2000，13（4）：71～72］

（2）梁夏验方

药物组成：牛膝 15g，生地黄 15g，赤芍 10g，红花 9g，桃仁 10g，黄芩 10g，栀子 10g，通草 10g，柴胡 9g，甘草 6g，当归尾 12g，金银花 15g，三七粉 3g（冲服）。

加减：上肢损伤去牛膝，加桑枝；胸部损伤加枳壳。

功效：祛瘀退热。

主治：骨折后瘀血阻滞证。

［梁夏．辨证治疗伤后发热 43 例．广西中医药，1997，20（3）：23～24］

（3）李承宽验方

药物组成：当归 12g，赤芍 10g，丹参 20g，乳香 10g，没药 10g，穿山甲 10g（先煎），皂角刺 10g，川贝母 10g，防风 10g，白芷 10g，金银花 15g，陈皮 10g，天花粉 12g。

功效：化瘀托散。

主治：术后发热血瘀证。

［李承宽．辨证治疗术后发热 55 例．河北中医，2008，30（1）：37］

（4）黄伯发验方

药物组成：赤芍 12g，桃仁 9g，当归 12g，生地 15g，红花 6g，桔梗 9g，柴胡 9g，牛膝 9g，丹皮 9g，乳香 6g。

功效：活血化瘀，散瘀通络。

主治：骨科术后发热瘀血阻滞证。

［黄伯发．骨科术后发热临床治验．四川中医，2010，28（6）：95～96］

（5）李俊玲验方

药物组成：当归 30g，红花 18g，川芎 18g，三棱 12g，赤芍 20g，炙乳香 10g，炙没药 10g，牛膝 18g，益母草 18g，三七 2g（冲服）。

功效：活血化瘀。

主治：骨折术后瘀血发热证。

［李俊玲．活血化瘀法治疗术后发热．中医研究,2001,14(6):45]

(6)刘武验方

药物组成:乳香12g,没药12g,炮穿山甲15g,蜈蚣1～3条,皂角刺12g,天花粉20g,野菊花12g,金银花12g,蒲公英12g,蚤休12g,紫花地丁12g,知母12g,黄柏9g,甘草6g。

功效:祛瘀散结,清热解毒。

主治:骨折术后瘀热搏结证。

［刘武,廖小波．散瘀清热法治疗骨折术后发热36例．实用中医内科杂志,2003,17(4):309]

大医有话说

理气活血化瘀类法在临床上应用范围较广,历代医家均有论述,治疗以瘀血引起的各种病症,往往可取得满意疗效。手术后的病人,常有血脉破损,出血伤气,形成气滞血瘀。《素问·调经论》云:"血气不和,百病乃变化而生。"朱丹溪认为:"气血和,万病不生,一有怫郁,诸病生焉。"气滞血瘀,又可引起发热,而这种发热,不是抗生素所能解决的。采用活血化瘀理气之剂,来清除体内的瘀血,改善循环,促进吸收,治愈由瘀血引起的发热,疗效肯定。

第27章 治愈胸部内伤，名医很有招儿

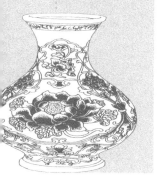

　　胸部内伤，又称屏挫伤，指胸部负重屏气或突然闪扭、暴力撞击而致胸部经络受损、气血瘀阻的疾患。其中凡屏气致伤，胸胁气滞作痛者，称"胸部屏伤"，俗称"岔气"。多由于气结于胸内，气机壅滞不得宣通，可使呼吸道或肺组织的黏膜、毛细血管、肺泡发生破裂，肋间肌纤维部分断裂，甚至胸肋关节或肋横关节错落不正。暴力作用于胸胁局部，引起该处血离络脉，瘀滞于肌肤之间，肿痛并见者称为胸部挫伤，是胸部软组织受到外力作用引起的一种复合型损伤，可并发肋骨骨折。

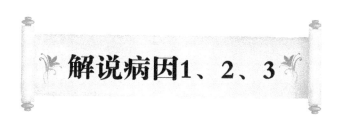

解说病因1、2、3

　　胸部屏伤多由于搬抬重物、负重过度或骤然闪扭,突然呛咳等造成胸胁屏气受伤。以伤气为主,多数属于气滞,但气不利,气行不畅,也会影响血的周流而导致血瘀,终至气血俱伤。

　　胸部挫伤多数是钝性暴力直接作用于胸胁部造成的,以伤血为主。暴力作用的局部皮下组织、肌肉、骨膜等损伤,血溢络脉之外,留瘀停积于肌肉筋膜之间。这种损伤常合并胸内损伤,如并发肺和胸膜破裂,可导致气胸、血胸,引起胸闷、咯血等症,胸部遭受持续挤压暴力(如建筑物倒塌挤压胸胁)可使胸内气血壅逆于头颈部,引起"胸廓挤压征"等(图 27-1)。

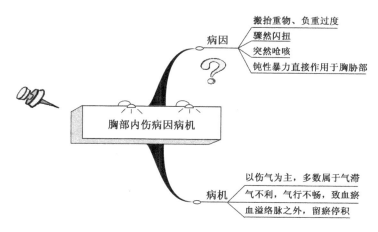

图 27-1　胸部内伤的病因病机

中医治病，先要辨证

1. 伤气型

胸胁窜痛，痛无定处，呼吸牵掣作痛，心烦，气急，咳喘。舌质淡，苔薄白，脉弦。治宜疏肝理气。方选柴胡疏肝散加减。柴胡、赤芍、白芍、香附、川芎、枳壳、陈皮、甘草。伤气型加厚朴、木香；伤血型加丹参、红花、橘络；剧痛者加乳香、没药；胸闷咳重者加厚朴、杏仁；大便不通者加瓜蒌仁、生大黄。

2. 伤血型

痛如针刺，痛有定处，伤处肿，压痛，咳嗽震痛，脉涩。重者转侧不利，或有咯血、吐血，日晡发热，不思饮食，唇舌青紫，咳嗽，喘促不得平卧。舌质红或紫，苔薄，脉弦紧。治宜活血化瘀，理气止痛。方选复元活血汤、和营止痛汤加减。早期宜祛瘀止痛，用加味复元活血汤：柴胡、天花粉、当归尾、红花、炮山甲、制大黄、桃仁、郁金、香附。中气或陈伤，用和营止痛汤加减：赤芍、川芎、苏木、陈皮、桃仁、续断、乌药、乳香、没药、木通、甘草。若合并胸内迸伤或咯血，治宜敛气止血，常用敛肺止血汤：陈皮、大黄、白果、法半夏、白及、白芍、沉香、乳香、没药、姜黄。

3. 气血两伤型

胸胁常有剧烈的疼痛，烦闷，呼吸急促，欲咳不能，咳痰稠厚。苔薄或腻，脉沉紧。治宜活血化瘀，行气止痛。方选复元活血汤或血府逐瘀汤加柴胡疏肝散（图27-2）。

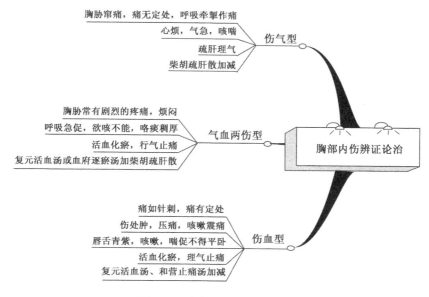

胸胁窜痛，痛无定处，呼吸牵掣作痛
心烦，气急，咳喘
疏肝理气
柴胡疏肝散加减
伤气型

胸胁常有剧烈的疼痛，烦闷
呼吸急促，欲咳不能，咯痰稠厚
活血化瘀，行气止痛
复元活血汤或血府逐瘀汤加柴胡疏肝散
气血两伤型

胸部内伤辨证论治

痛如针刺，痛有定处
伤处肿，压痛，咳嗽震痛
唇舌青紫，咳嗽，喘促不得平卧
活血化瘀，理气止痛
复元活血汤、和营止痛汤加减
伤血型

图 27-2 胸部内伤的辨证论治

胸部内伤的大医之法

大医之法一：疏肝理气方

(1)胡永召验方

药物组成：柴胡 15g，赤芍 10g，川芎 10g，枳壳 10g，陈皮 10g，香附 10g，延胡索 10g，当归 15g，甘草 6g。

加减：痰多者加桔梗 10g，贝母 10g，瓜蒌 10g；刺痛明显者加失笑散（炒蒲黄、五灵脂各 3g），丹参 10g。

功效：疏肝理气，条畅气机兼以活血。

主治：胸壁挫伤瘀血凝滞，气机失畅。

［胡永召,丁立功．柴胡疏肝散加味治疗胸壁挫伤 32 例．中医正骨,2011,23(10):48～50]

(2)邹培验方

药物组成:柴胡、川芎、炒小茴香各 10g,白芍药、枳壳、陈皮、炙香附、延胡索、川楝子、当归各 15g,甘草 5g。

功效:疏肝行气,活血通络。

主治:胸壁挫伤气滞血瘀证。

［邹培,李主一．柴胡疏肝散治疗胸壁挫伤 96 例．河北中医,2005,27(12):924～925]

(3)沈建冲验方

药物组成:柴胡 10g,枳壳 10g,木香 5g,香附 10g,延胡索 10g,郁金 10g,当归 10g,赤芍 6g,乌药 6g,三七 3g,乳香 5g,没药 5g。

功效:疏肝理气,活血止痛。

主治:胸胁挫伤气滞疼痛。

［沈建冲,毛世益．柴胡枳壳理气汤治疗胸胁挫伤临床观察．浙江中医药大学学报,2008,32(3):357～358]

(4)陈凯验方

药物组成:甘草 5g,陈皮 6g,当归、茯苓、白芍、白术、柴胡、川芎、香附、枳壳各 10g。

加减:瘀象明显者加失笑散、三七、丹参;肝经郁火明显者加丹皮、栀子;脾气虚者加四君子汤,还可酌加郁金、延胡索、川楝子、乌药、佛手。

功效:疏肝解郁,行气活血。

主治:胸壁挫伤中后期肝郁气滞证。

［陈凯,何家雄．疏肝理气法配合心理疗法治疗胸壁挫伤中、后期 165 例疗效观察．新中医,2006,38(3):47]

(5)张宝明验方

药物组成:柴胡、白芍、枳壳、川芎、香附、陈皮、郁金、桔梗、当归各 10g,

甘草 5g,檀香 2g(研末冲服),延胡索 1.5g(研末冲服)。

功效:疏肝理气,宽胸止痛。

主治:屏挫伤气机阻滞型。

[张宝明,等.辨证治疗胸部屏挫伤 60 例疗效观察.浙江中医杂志,2007,42(11):648]

大医有话说

胸部是人体宗气积聚之处,为肺所居,肝所行之部。由于肺主气,肝主疏泄。一旦胸壁受伤必然导致气机失畅,壅滞不通,是为伤气。气伤导致疼痛的发生,即《素问·阴阳应象大论》"气伤痛"。是故患者出现胸胁胀闷疼痛。故治以疏肝行气为主,兼以活血。胡永召用柴胡疏肝散加减治疗胸壁挫伤,方中柴胡专入肝经,宣气道、行郁结,使气畅郁疏;赤芍与柴胡合用有疏肝理脾之功效,与当归相配有养血、活血之功效;佐以陈皮、枳壳、川芎、香附、延胡索、甘草,可增强行气疏肝、和血止痛之效。肝气条达、血脉通畅,则营卫自和,痛止而气舒。邹培恐柴胡疏肝散力薄,加入当归、小茴香、川楝子和延胡索,意在增强行气、活血、止痛之功。

大医之法二:活血化瘀方

搜索

(1)王兴凯验方

药物组成:当归、生地黄、红花、桃仁、赤芍、川芎、枳壳各 12g,桔梗、牛膝各 9g,柴胡 6g,甘草 3g。

加减:伴有肋骨骨折者加䗪虫 9g,自然铜 6g;痰中有血丝者加三七 6g,白茅根 12g;伴咳喘者加麻黄 9g,炒杏仁 9g。

功效:活血化瘀止痛。

主治:胸肋挫伤血瘀阻滞证。

[王兴凯,杨亚锋,孔军勇.血府逐瘀汤加减治疗胸肋挫伤 128 例.河南中医,2005,25(1):70]

（2）俞云升验方

药物组成：当归、生地、红花各 9g，桃仁 12g，枳壳、赤芍、柴胡、桔梗、川芎各 6g，牛膝 10g，甘草 3g。

功效：活血化瘀止痛。

主治：胸壁挫伤瘀血内阻胸部。

加减：疼痛明显，加乳香、没药各 10g；大便干结加制大黄 6g；咳嗽呼吸痛甚者加川楝子、制香附各 10g。

［俞云升．血府逐瘀汤加味治疗胸壁挫伤 186 例．浙江中医杂志，2010,45(11):802］

（3）张浩杰验方

药物组成：桃仁 15g，赤芍、当归各 15g，生地黄、枳壳、柴胡、牛膝各 12g，川芎、红花、桔梗各 10g，甘草 6g。

加减：胸腹胀，加枳实、厚朴、大黄；咽痛痒，加薄荷、牛蒡子；咳嗽有痰者，加瓜蒌、陈皮等。

用法：水煎，黄酒或白酒 6ml 冲服。

功效：活血化瘀，利气消滞。

主治：胸壁挫伤瘀滞胸络。

［张浩杰，王玉美．血府逐瘀汤配合手法治疗胸壁挫伤 60 例．新疆中医药，2002,20(6):24］

（4）林彩霞验方

药物组成：桃仁 12g，红花 12g，泽兰 12g，香附 10g，木香 10g，大黄 10g，党参 10g，全瓜蒌 20g，茯苓 15g，枳壳 10g，厚朴 6g，甘草 6g。

加减：湿重者可加苍术、白术、泽泻利水祛湿；痰多者加陈皮止咳化痰。

功效：活血化瘀止痛。

主治：胸壁挫伤血瘀证。

［林彩霞，王霞．活血通降法治疗胸壁挫伤．北京中医药大学学报，1997,20(3):69］

大医有话说

　　血府逐瘀汤最早见于王清任《医林改错》，为治疗瘀血内阻胸部，气机郁滞所致胸痛胸闷的方剂。即王清任所称"胸中血府血瘀"之证，全方的配伍特点是既行血分瘀滞，又解气分郁结，活血而不耗血，祛瘀又能生新。合而用之，使瘀去气行。方中的当归、川芎、赤芍、桃仁、红花活血祛瘀；牛膝祛瘀血，通血脉，并引血下行；柴胡疏肝解郁，升达清阳；桔梗为诸药舟楫，引药上行，其与枳壳配伍开胸行气，促气行则血行，故能活血化瘀，清除瘀阻，消栓通络。现代医学研究证明：血府逐瘀汤可以降低血液的浓、黏、聚、凝状态，减轻微循环障碍的状况，改善组织或器官的血液循环和血氧供应，加速损伤局部的炎症吸收。张浩杰在原方加全瓜蒌、陈皮化痰开胸理气；加薄荷、牛蒡子利咽；腹胀满加枳实、厚朴、大黄为小承气汤，可起下气导滞通腑作用。全方不仅使气血并行，且能宣上，畅中导下，有彻上彻下之功，可使肝气条达，百脉朝肺，肺气宣发肃降，气血畅行，升降和调，则瘀血易化，不留后患。林彩霞认为胸部受伤后不仅导致局部血瘀气滞，而且还影响肺之清肃下降和呼吸功能。"肺为水之上源"、"肺主行水"，肺失清肃，则津液运行受到阻碍，水湿停聚于胸，可见胸胁满闷，咳嗽气短；肺与大肠相表里，清肃失职，津液不能下达，可伴大便困难。治疗时既要考虑治疗损伤之血瘀，还要通调脏腑之气滞。以桃仁、红花、泽兰等活血化瘀；香附、木香疏通脏腑气机；瓜蒌理气宽胸化痰；大黄既可化瘀通便，又与枳实、厚朴共奏下气导滞通腑之效；党参、甘草补中益气，使血活而不衰，气行而不竭。

大医之法三：活血行气止痛方

搜索

（1）郭润华验方

　　药物组成：柴胡 10g，当归 12g，穿山甲 10g，桃仁 10g，红花 6g，瓜蒌仁 12g，大黄（酒）10g，甘草 6g，陈皮 10g，延胡索（醋）10g，乌药 12g。

　　功效：活血行气止痛。

　　主治：胸胁挫伤气滞血瘀类。

[郭润华．复元活血汤加味治疗单纯性胸胁挫伤119例疗效观察．中医临床研究,2011,3(11):54]

(2)黄少廷验方

药物组成:柴胡9g,花粉12g,当归、红花、穿山甲、大黄、桃仁各10g。

加减:胸胁疼痛、闷胀、呼吸说话时有牵掣痛,甚至不能平卧者,加延胡、香附、郁金、金铃子等;痛有定处,压痛明显,深呼吸及咳嗽疼痛加重者,可加田七、乳香、没药;咳嗽明显者加瓜蒌、杏仁、苏梗;发热咳黄痰者加川贝母、鱼腥草、黄芩;大便秘结加枳实、厚朴、生地等。

功效:活血行气通络止痛。

主治:胸胁挫伤气滞血瘀阻络证。

[黄少廷．复元活血汤加味治疗胸肋挫伤86例．四川中医,2001,19(7):61]

(3)付高勇验方

药物组成:柴胡12g,天花粉9g,当归9g,红花6g,炮穿山甲6g,酒大黄10g,桃仁9g,甘草6g。

加减:血瘀重者加乳香、没药、三七;气滞较甚者加香附、木香、青皮。

功效:活血祛瘀,疏肝通络。

主治:胸壁挫伤瘀血阻络,肝气郁结。

[付高勇,周文学,喻勇．浮针配合复元活血汤治疗胸壁挫伤56例．中医正骨,2011,23(1):70]

(4)孙玉明验方

药物组成:柴胡15g,天花粉9g,当归9g,红花6g,甘草6g,炮穿山甲6g,酒大黄30g,桃仁9g。

功效:疏肝通络,活血祛瘀。

主治:胸壁挫伤瘀血阻络,肝气郁积。

[孙玉明,等．复元活血汤治疗胸壁挫伤76例．中医药临床杂志,2005,17(1):31]

(5)刘永林验方

药物组成:全当归 15g,柴胡 15g,炙军 10g,桃仁 10g,红花 5g,穿山甲 10g,天花粉 15g,甘草 5g。

加减:胸痛甚者加薤白;脘肋痛甚者加川楝子、延胡索及香附(一般均加金铃子散);瘀而化热者加丹皮、赤芍;骨断者加续断;胸闷不舒者加陈皮、茯苓、枳壳;咳嗽痰多者加半夏、厚朴。

功效:活血祛瘀,疏肝通络。

主治:胸肋损伤瘀血阻络证。

> [刘永林．复元活血汤治疗胸肋损伤．中国骨伤,2000,13(10): 593]

(6)方锦伦验方

药物组成:木香 6g,枳壳 10g,橘红络 10g,荆芥 10g,桔梗 10g,苏梗 10g,郁金 10g,丹参 15g,当归 10g,延胡索 10g。

加减:咳嗽咯痰者加象贝 15g;舌质偏红,口干者加南沙参 15g,石斛 15g;肿胀甚者加桃仁 10g,泽兰 15g;低热者加生栀子 10g,柴胡 10g。

功效:理气活血止痛。

主治:胸胁挫伤气滞血瘀证。

> [方锦伦．理气行血汤加减治疗胸胁挫伤 150 例．吉林中医药, 2000,1:38～39]

大医有话说

胸胁挫伤分伤气和伤血两大类,伤血者,痛有定处,局部肿胀,皮肤青紫,压痛明显,伤气者,痛无定处,范围较广,伴咳嗽,呼吸不畅等,而实际上两者难以分开,伤血者必伤及气,伤气者必累及血,相互影响,只是各有偏重而已。复元活血汤出自《医学发明·中风同堕坠论》,通过活血祛瘀,疏肝通络,治疗跌打损伤,瘀血留于胁下,疼痛不已。郭润华在原方基础上加上陈皮、延胡索、乌药加大行气止痛作用,气行则血行,方中当归活血祛瘀,大黄涤荡败血,柴胡疏肝理气,引药入肝经,配桃仁、红花活血止痛,山甲走窜通络,瓜蒌仁清热散结消肿,甘草缓急止痛,陈皮、台乌加强行气功效,延胡索重在于止痛,诸药合用,使瘀祛生新,气行络通,胁痛自平。黄少廷认为原方行气药较少,临床上运用时可酌加延胡、香附、郁金、金铃子及田七、乳香、没药等行气活血之品,使气行血活,增强疗效。按受伤部位的不同,可酌加入引药,如伤在前胸部加桔梗,以宣散胸部瘀结气;伤在剑突下者加丁香,以散郁通气;伤在左肋部者加郁金、红花以行瘀通络;伤在右肋部者,加降香、香附、佛手、青皮、丹参、泽兰等以行气止痛。

大医之法四:补虚扶正化瘀方

搜索

(1)潘亚平验方

药物组成:生黄芪 15g,党参 10g,白术 10g,全当归 10g,赤芍 10g,紫菀6g,橘皮 6g,丝瓜络 6g,甘草 5g,川芎 5g。

功效:益气扶正,活血化瘀。

主治:胸肋挫伤气虚血瘀型。

> [潘亚平.辨证治疗胸肋挫伤 232 例.江苏中医,1999,20(11):30]

(2)楼友根验方

药物组成:川石斛、生黄芪、生白芍各 30g,当归、丹参、刘寄奴、落得打各20g,制没药、制香附、炙甘草各 10g。

加减:若是他伤而致肝气郁结者,加郁金、柴胡、白蒺藜;伴有咳嗽者,加瓜蒌皮、合欢皮、杏仁;挟有寒热者,加柴胡、黄芩;局部肿胀明显者,加蒲公英、银花;素体阴虚者,加沙参、麦冬、生地;偏于阳虚者,加淡附子、肉桂、淫羊藿。

功效:养肝阴活血。

主治:胸壁挫伤日久不愈虚实夹杂证。

> [楼友根.石斛黄芪汤治疗胸壁挫伤后久痛不愈 67 例.浙江中医杂志,2001,1:15]

(3)杨继源验方

药物组成:桃仁、红花、柴胡、升麻、炙甘草各 6g,当归 10g,川芎、白芍各10g,熟地、炙黄芪各 15g,白术 12g。

功效:补气扶正,祛瘀止痛。

主治：胸胁挫伤气血两虚型。

［杨继源．胸胁挫伤的辨证论治体会．新中医，1994，9：58～59］

大医有话说

屏挫伤如果迁延难愈，纯用理气活血等驱邪之法，收效常常不够理想。或者长期从事搬运或重体力劳动者，由于过度疲劳或用力不当，劳伤或屏气伤后失治误治，或素体虚弱者胸胁遭受外伤。表现胸胁隐痛，胸闷不适，面色苍白，神疲乏力，少气懒言，纳呆，自汗出，舌淡、苔薄白，脉细涩无力。这是胸胁挫伤，经脉受损，血溢脉外，瘀血停滞，气机运行受阻；气虚失运，推动乏力，血行不畅。治宜补气扶正，祛瘀止痛。楼友根以石斛强阴益精、柔肝舒筋，配以白芍、甘草酸甘化阴，共补肝阴之体；黄芪益气活血，俾助肝阳之用，与石斛一阴一阳，一刚一柔，水火既济，地天交泰，以复肝脏之元。更用当归、丹参活血养血，没药、香附行气止痛，落得打、刘寄奴宣通经络，标本兼顾。